中等职业教育中餐烹饪专业教材

餐饮业食品安全与操作规范
（第二版）

CANYINYE SHIPIN ANQUAN
YU CAOZUO GUIFAN
（DI-ER BAN）

米宇清　于新玲　钱　峰◎主编

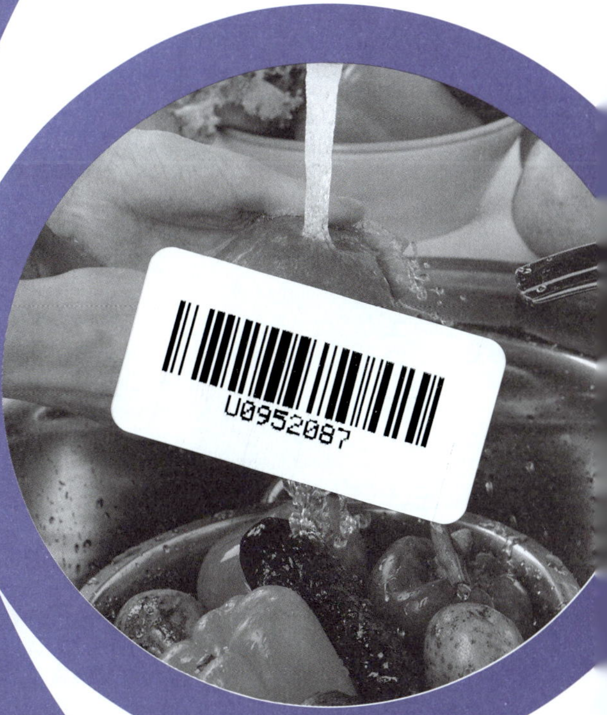

中国轻工业出版社

图书在版编目（CIP）数据

餐饮业食品安全与操作规范 / 米宇清，于新玲，钱峰主编．—2版．—北京：中国轻工业出版社，2025.2
中等职业教育中餐烹饪专业教材
ISBN 978-7-5184-4162-4

Ⅰ. ①餐… Ⅱ. ①米… ②于… ③钱… Ⅲ. ①饮食业—食品安全—技术操作规程—中等专业学校—教材 Ⅳ. ①R155.6-65

中国版本图书馆CIP数据核字（2022）第193657号

责任编辑：方　晓　　责任终审：张乃柬　　设计制作：锋尚设计
策划编辑：史祖福　方　晓　　责任校对：吴大朋　　责任监印：张　可

出版发行：中国轻工业出版社（北京鲁谷东街5号，邮编：100040）
印　　刷：三河市国英印务有限公司
经　　销：各地新华书店
版　　次：2025年2月第2版第3次印刷
开　　本：787×1092　1/16　印张：12.75
字　　数：246千字
书　　号：ISBN 978-7-5184-4162-4　定价：38.00元
邮购电话：010-85119873
发行电话：010-85119832　010-85119912
网　　址：http://www.chlip.com.cn
Email：club@chlip.com.cn

250224J3C203ZBW

随着我国社会经济的发展和人民生活水平的提高，我国餐饮行业发展迅猛，现已成为人们生活中不可缺少的重要组成部分，也促进了社会消费水平的提高。同时，国家加大对职业教育的重视程度，大力发展职业教育，弘扬工匠精神，这对职业教育的发展起到了积极的推动作用。在党的十九大的报告中，职业教育就被提到了更高的高度，这对中等职业教育的发展是新的机遇和挑战，为职业教育提供了更广大的政策支持和保障，这对中等职业教育的发展具有极其重要的意义。

随着餐饮行业的发展，从事饮食行业队伍在迅速壮大，数以千万的餐饮企业需要越来越多的技术人才，烹饪专业的人才需求已出现供不应求的局面。而中职烹饪专业的人才培养在从事餐饮行业的人员中，占到整个人员的一半以上。随着人们对饮食需要的要求越来越高，新技术、新原料、新理念的不断出现，中等职业教育也在提高教学质量，改进教学方法等方面，不断推进教学改革，尽快地为社会培养更多更好的烹饪人才。本教材自出版以来，深受职业院校烹饪专业的欢迎。为了更好地适应社会的发展和烹饪专业教学改革的需要，我们组织相关人员对本教材进行了修订。

近年来，随着人们对食品安全的认识越来越高，自我维权意识也越来越强，食品安全问题得到了有效遏制。但由于行业操作水平的参差不齐，许多安全事故都是人为的操作不当造成的，安全事故仍然不断出现，为企业、个人造成了一定的负担。因此，本次修订，紧贴中等职业教育实际和本专业实际操作的需要，做到普及认识、规范操作、杜绝事故、注重质量，提高餐饮行业从业人员对食品安全的认识和规范操作的水平。注重以现代发展的需要为重点，结合新工艺、新理念、新原料，在内容上做到面面俱到，以普及为主，重点掌握为辅，列举近年来食品安全事故，尤其在国家法律、法规等基础上，让学生认识到食品安全操作规范的重要性，也为学生的就业和实际安全操作打下良好的基础。

本教材由江苏省徐州技师学院米宇清、烟台文化旅游职业学院于新玲、江苏省徐州技师学院钱峰担任主编，山东省城市服务技师学院沈玉宝、温宝莉，长垣烹饪职业技术学院高敬严和苏州市太湖旅游中等专业学校桑宇平担任副主编，宁波市甬江职业高级中学邵林、无锡旅游商贸高等职业技术学校吴晶、宁波市古林职业高级中学邵泽东、江苏省溧阳中等专业学校黄勇、张家界市高级技工学校向军参与编写。全书由钱峰进行编纂整理。

本教材在编写过程中，得到了江苏省徐州技师学院、烟台文化旅游职业学院、山东省城市服务技师学院、长垣烹饪职业技术学院、苏州市太湖旅游中等专业学校、宁波市甬江职业高级中学、无锡旅游商贸高等职业技术学校、宁波市古林职业高级中学、江苏省溧阳中等专业学校、张家界市高级技工学校相关领导的大力支持，在此表示衷心的感谢。

由于时间仓促、水平有限，缺点遗漏在所难免，恳请专家、同行及广大读者批评指正。

编者

2022年8月

近年来，随着我国社会经济的发展，国家对中等职业教育越来越重视。2005年，国务院在北京召开了全国职业教育工作会议，提出了“大力发展中国特色的职业教育，以服务社会现代化建设为宗旨，培养数以亿计的高素质劳动者和数以千万计的高技能专业人才，努力实现我国职业教育发展新跨越”。2010年，国务院审议通过了《国家中长期教育改革和发展规划纲要（2010—2020年）》，这对中等职业教育来说，是新的机遇和挑战，职业教育的发展热情空前高涨，为职业教育提供了更广阔的政策支持和保障，这对中等职业教育的发展具有极其重要的意义。

随着社会的发展，餐饮行业的队伍在迅速壮大，社会餐饮业发展迅速，餐饮企业需要越来越多的技术人才，烹饪专业的人才需求已出现供不应求的局面。因此，烹饪专业人才培养的市场越来越大，而中职烹饪专业的人才培养在从事餐饮行业的人员中，占到总量的一半以上。因此，结合餐饮行业的特点及烹饪人才的需求，根据国家对中等职业教育的发展意见，在提高教学质量、改进教学方法、不断推进教学改革等方面，尽快地为社会培养更多更好的烹饪人才，在借鉴以往教学的基础上，我们组织有关人员编写了本教材。

《餐饮业食品安全与操作规范》是中职烹饪专业新增设的专业课教材之一，旨在提高学生对食品安全知识的认识和掌握，提高对食品安全的规范操作水平。食品安全是关系我国国计民生的一件大事，尤其近年来，食品安全事故频发，严重影响了人们的生活秩序和身体健康。随着国家对食品安全管控的不断提高，对打击不法分子起到一定的警示作用，但由于食品安全牵扯到方方面面，食品安全知识还没得到完全普及，食品加工的行为过程还不规范，因此有必要对从事餐饮业的工作人员普及食品安全知识和规范行为。其包含的内容丰富，是烹饪专业不可缺少的重要组成部分，全书从食品安全的基础知识开始，重点在食品操作过程的操作规范，并列举部分食品安全案例，补充了许多食品安全的知识，对食品安全知识的普及奠定了一定的基础知识，尤其是国家的法律、法规等，在案例中得到诠释。本着实用为主、够用为度的原则，为学生的就业和实际操作打下良好的基础。

本书由江苏省徐州技师学院钱峰和山东省城市服务技术学院李荣担任主编，徐州市非物质文化遗产保护办公室张明、广东省佛山市南海区九江职业技术学校马友坤和山东省城市服务技术学院李伟担任副主编，无锡旅游商贸高等职业技术学校吴晶、溧阳市天目湖中等专业学校黄勇、扬州商务高等职业学校赵佳佳参与了本书的编写工作。本书在编写过程中，得到了江苏省徐州技师学院、徐州市非物质文化遗产保护办公室、广东省佛山市南海区九江职业技术学校、山东省城市服务技术学院、无锡旅游商贸高等职业技术学校、溧阳市天目湖中等专业学校和扬州商务高等职业学校相关领导的大力支持，在此表示衷心的感谢。

由于编写时间仓促，编者的水平有限，书中缺点和不妥之处在所难免。恳请专家、同行及广大读者批评指正。

编者

2015年8月

CONTENTS 目录

第1章 餐饮业食品安全基础知识

◎ 学习目标

本章重点学习食品安全的概念，了解和掌握食品安全在我国人民生活中的重要性，了解食品安全在我国的发展状况等问题。

◎ 学习目的

了解和掌握食品安全的概念和重要性，加深对食品安全的认识，有助于在具体食品加工过程中提高食品质量，保障人民的生命安全。

◎ 学习重点

1. 食品安全的概念及作用；
2. 食品安全的重要性。

第一节　食品安全的定义

食物原料经过不同的加工配制和成熟处理，形成形态、风味、营养价值不同及花色品种各异的加工产品，这些经过加工制作的食物我们习惯上称为食品。2021年修订的《中华人民共和国食品安全法》第一百五十条把食品定义为："食品，指各种供人食用或者饮用的成品和原料以及按照传统既是食品又是中药材的物品，但是不包括以治疗为目的的物品。"

我国地域辽阔，食物资源丰富，种类繁多。我国人民在长期的社会实践中在食物加工方面积累了丰富的经验，创造了许多地方风味浓郁、特色鲜明、美味可口的优良食品。由于地域、习惯、风俗以及宗教信仰的不同，食品的风格、风味差异较大，食品名称也多种多样。按照不同的分类方法，食品的范围和名称也不尽相同。

一、食品的分类

1. 按加工工艺分类

按加工工艺分，有罐装食品（或罐头食品）、冷冻食品、干制食品、腌渍食品、烟熏食品、辐射食品、发酵食品、焙烤食品、挤压膨化食品等。从这些名称就可以知道这类食品所用的加工工艺或保藏方法。一般食品工厂多采用这种分类。

2. 按原料来源分类

按原料来源分，有肉制品、乳制品、水产制品、谷物制品、果蔬制品、大豆制品、糖果、巧克力等。这些名称反映了食品的原料组成，一般在农产品加工行业或食品工业采用。

3. 按产品特点分类

按产品特点分，有健康食品、营养食品、功能食品（保健食品）、方便食品、工程食品（模拟食品）、旅游食品、休闲食品、快餐食品、微波食品、饮料食品等。这些名称迎合了消费者的需求，表现了消费属性，通常在商业上或超市中多见。

4. 按食用对象分类

按食用对象分，有老年食品、儿童食品、婴幼儿食品、妇女食品、运动员食品、航空食品、军用食品等。这些名称反映了食品消费人群，常在营销中见到。

5. 按储存方法分类

按储存方法分，有冷藏食品和冻藏食品，合称冷冻食品。冷冻食品是指以新鲜、优质的原料经低温处理或冻结后储藏、销售的食品，按其储藏温度也可分为冷藏食品和冻藏食品。冷藏食品不需要冻结，将食品的温度降到接近冻结点，并在此温度下保藏的食品；冻藏食品是将食品冻结后在低于冻结点的温度保藏的食品。并可按原料及消费形式分为果蔬类、水产类、肉禽蛋类、调理方便食品类等。

从食品的概念来看，食品是人们日常生活中必不可少的，对人民身体健康起着至关重要的作用，是人体生长发育必需的营养来源。因此，人们对食品的追求不仅仅局限于食品的美味可口，更加注重食品的安全性。

二、食品安全的定义

关于食品安全，目前尚缺乏一个明确、统一的定义。世界卫生组织1984年在《食品安全在卫生和发展中的作用》的文件中，曾把“食品安全”与“食品卫生”作为同义词，定义为“生产、加工、储存、分配和制作食品过程中确保食品安全可靠、有益于健康并适合人类消费的种种必要条件和措施”。1996年世界卫生组织在《加强国际食品安全计划指南》中则把食品安全和食品卫生作为两个概念加以解释。其中食品安全被解释为“对食品按其原定用途进行制作和（或）食用时不会使消费者受害的一种担保”，食品卫生则指“为确保食品安全和适合性在食物链的所有阶段必须采取的一切条件和措施”。2021年修订的《中华人民共和国食品安全法》第一百五十条把食品安全解释为：“指食品无毒、无害，符合应当有的营养要求，对人体健康不造成任何急性、亚急性或慢性危害”。

由于食品原料生长的环境及人工饲养或种植方法的不同，再加上食品加工以及储存过程的变化，人类在客观上的任何一种饮食消费甚至其他行为总是存在某些风险，因此，在现实生活中，绝对的食品安全很难达到，只是在现实生活中达到一种相对安全。所谓相对食品安全，就是说一种食物或成分在合理食用方式和正常食用量的情况下不会导致对人体健康损害的实际确定性。影响食品安全的因素很多，主要取决于其生产、加工、食用方式是否合理，食用数量是否适当，还取决于食用者自身的一些内在条件。

三、食品安全的属性

食品安全是个综合的概念，作为一种概念，食品安全主要包括食品卫生、食品质量、食品营养等相关方面的内容和食品（食物）种植、养殖、加工、包装、储藏、运输、销售、消费等环节。

1. 社会性

食品安全与食品卫生学、食品营养学、食品质量学等学科概念不同，它们在内涵和外延上有许多交叉。在不同国家以及不同时期，食品安全的要求也有所不同。在发达国家，食品安全主要关注的是因科学技术发展所引发的问题，如转基因食品对人类健康的影响；而在发展中国家，食品安全所侧重的则是市场经济发育不成熟所引发的问题，如假冒伪劣、有毒有害食品的非法生产经营。我国的食品安全问题则包括上述全部内容。

2. 政治性

无论是发达国家，还是发展中国家，食品安全都是企业和政府对社会最基本的责任和必须做出的承诺。食品安全与生存权紧密相连，具有唯一性和强制性，通常属于政府保障或者政府强制的范畴。而食品质量等往往与发展权有关，具有层次性和选择性，通常属于商业选择或者政府倡导的范畴。近年来，国际社会逐步以食品安全的概念替代食品卫生、食品质量的概念，更加凸显了食品安全的政治责任。

3. 法律性

自20世纪80年代以来，一些国家以及有关国际组织从社会系统工程建设的角度出发，逐步以食品安全的综合立法替代卫生、质量、营养等要素立法。1990年，英国颁布了《食品安全法》；2000年，欧盟发表了具有指导意义的《食品安全白皮书》；2003年，日本制定了《食品安全基本法》；部分发展中国家也制定了《食品安全法》。我国2009年6月1日实施的《中华人民共和国食品安全法》（以下简称《食品安全法》）取代了原有的《中华人民共和国食品卫生法》《中华人民共和国食品质量法》等，反映了时代发展的要求，也符合中国目前的社会国情。

基于以上认识，食品安全的概念可以表述为：食品（食物）的种植、养殖、加工、包装、储藏、运输、销售、消费等活动符合国家强制标准和要求，不存在可能损害或威胁人体健康的有毒有害物质以导致消费者病亡或者危及消费者及其后代的隐患。该概念表明，食品安全既包括生产安全，也包括经营安全；既包括结果安全，也包括过程安全；既包括现实安全，也包括未来安全。

从食品安全的含义来看，有以下三个层次：

第一是食品数量安全，即一个国家或地区能够生产民族基本生存所需的膳食需要。要求人们既能买得到又能买得起生存生活所需要的基本食品。

第二是食品质量安全，指提供的食品在营养、卫生等方面满足和保障人群的健康需要，食品质量安全涉及食物的污染、是否有毒，添加剂是否违规超标、标签是否规范等问题，需要在食品受到污染界限之前采取措施，预防食品的污染和遭遇主要危害的侵袭。

第三是食品可持续安全，这是从发展角度要求食品的获取需要注重生态环境的良好保护和资源利用的可持续性。

四、食物的掺假、掺杂和伪造

“掺假”是指食品中添加了廉价或没有营养价值的物品，或从食品中抽取了有营养的物质或替换进次等物质，从而降低了质量，如蜂蜜中加入转化糖，巧克力饼干加入色素，全脂奶粉中抽掉脂肪等。“掺杂”即在食品中加入一些杂物，如腐竹中加入硅酸钠或硼砂；辣椒粉中加入红砖粉等。“伪造”是指包装标识或产品说明与内容物不符。主要表现在：

（1）掺杂、掺假　这是指行为人在产品的生产、销售过程中掺入杂物或假的物品。

（2）以假充真　这是指行为人以伪造产品冒充真产品，表现为伪造或者冒用产品质量认证书及其认证标志进行生产或者销售这类产品的行为。

（3）以次充好　这是指以次品、差的产品冒充正品、优质产品的行为。

（4）以不合格产品冒充合格产品。

根据《最高人民法院、最高人民检察院关于办理生产、销售伪劣商品刑事案件具体应用法律若干问题的解释》第一条规定，刑法第一百四十条规定的“在产品中掺杂、掺假”，是指在产品中掺入杂质或者异物，致使产品质量不符合国家法律、法规或者产品明示质量标准规定的质量要求，降低、失去应有使用性能的行为。

生产者、销售者在产品中掺杂、掺假，以假充真，以次充好或者以不合格产品冒充合格产品，销售金额达5万元以上的行为，其行为构成生产、销售伪劣产品罪。根据法律规定的精神，上述四种行为属选择行为，即行为人具有上述四种行为之一的就构成生产、销售伪劣产品罪。

《刑法》第一百四十条规定：生产者、销售者在产品中掺杂、掺假，以假充真，以次充好或者以不合格产品冒充合格产品，销售金额五万元以上不满二十万元的，处二年以下有期徒刑或者拘役，并处或者单处销售金额百分之五十以上二倍以下罚金；销售金额二十万元以上不满五十万元的，处二年以上七年以下有期徒刑，并处销售金额百分之五十以上二倍以下罚金；销售金额五十万元以上不满二百万元的，处七年以上有期徒刑，并处销售金额百分之五十以上二倍以下罚金；销售金额二百万元以上的，处十五年有期徒刑或者无期徒刑，并处销售金额百分之五十以上二倍以下罚金或者没收财产。

五、食品安全标准

为了确保食品安全，国家和地方政府部门相应制定了食品安全国家标准和食品安全地方标准。对食品安全标准的内容，在《食品安全法》第二十条中作了规定：

1. 食品、食品添加剂、食品相关产品中的致病性微生物、农药残留、兽药残留、生物毒素、重金属、污染物质以及其他危害人体健康物质的限量规定

作为食品安全标准，凡是致病性微生物、农药残留、兽药残留、重金属、污染物质以及其他危害人体健康物质都不允许在食物中出现。但由于我国在食物栽培、养殖、加工、运输、储存等过程中，由于各种因素的存在，难免会出现这些危害健康的因素，因此，国家在《食品安全法》中规定了具体危害物质存在的限量，有助于提高食品的安全性。

2. 食品添加剂的品种、使用范围、用量

大多数食品为了保持其色、香、味、形以及储存时间，都加入了一些食品添加剂。为了保证人体健康，国家对各种食品添加剂的品种、使用范围、用量作出了具体规定，严禁使用规定外的食品添加剂，严格执行食品添加剂的使用量。

3. 专供婴幼儿和其他特定人群的主辅食品的营养成分要求

为提高人们的身体素质，特别是正处于生长发育期的婴幼儿和其他特定人群的营养需要，国家对专供婴幼儿和其他特定人群的主辅食品，在其营养成分的配伍上也作出了相应的要求。要具有足够的保证这类人群人体需要的营养物质，各种营养物质要搭配合理，以便满足这类人群生长发育的需要。

4. 对与卫生、营养等食品安全有关的标签、标志、说明书的要求

为加强管理，便于认知食品的安全性、营养标准、保质期等，食品加工单位要对食品进行一定的标示说明。标示要注明食品的组成成分、营养价值、适用范围、添加剂含量、保质期等，以便消费者一目了然，便于顾客了解食品，挑选食品和食用食品。

5. 食品生产经营过程的卫生要求

食品在生产经营过程中，极易受到外界的环境、器具、工具以及人员等与食品接

触的因素的污染，从而影响食品质量。因此，在生产经营过程中，一定要按照食品安全标准进行规范操作，从源头开始杜绝一切可能对食品产生危害的因素，保证食品安全。

6. 与食品安全有关的质量要求

与食品安全有关的质量要求很多，从原料的选择、使用、加工，到原料的运输、储存等。这些环节都会对食品安全产生一定的作用，每个环节都要注重食品安全，要有一定的质量要求，制定质量保证措施，保证食品安全，从而保证人体健康。

7. 与食品安全有关的食品检验方法与规程

食品安全要有一套科学合理的检验方法和规程，食品检验方法与规程是保证食品安全最关键的一步。它对食品安全的程度有个科学的定量分析，也是检验食品在不同环节所受安全伤害的重要一步，具有一定的权威性。

8. 其他需要制定为食品安全标准的内容

影响食品安全的因素很多，因此，制定食品安全标准要关注食品的各个方面。凡是能够影响食品安全的地方，都要有一个安全标准，只有这样，才能真正地保证食品的安全。

知识拓展

1. 如何获取食品安全的信息

食品安全监管信息是由政府及其有关部门发布。国家食品药品监督管理局负责收集、汇总、分析国务院有关部门的食品安全监管信息，对国内食品安全形势作出分析，并予以发布。国务院其他有关部门依据有关法律、法规的授权在各自职责范围内负责向社会发布各部门的食品安全信息。其中，农业部门发布有关初级农产品农药残留、兽药残留等检测信息；质检、工商、卫生和食品药品监管四个部门联合发布市场食品质量监督检查的信息。地方政府及其有关部门负责地方食品安全监管信息的发布。

因此，通过阅读相关报纸杂志、进入各级食品安全信息网和上述各级部门网站可以获得大量最新的食品安全信息。

2. 食品安全的消费保护措施

（1）尽量到有信誉的正规商店、超市和管理健全的农贸市场去购买食品，注意观察其是否取得《食品流通许可证》(图1-1)、《营业执照》(图1-2)等资质。

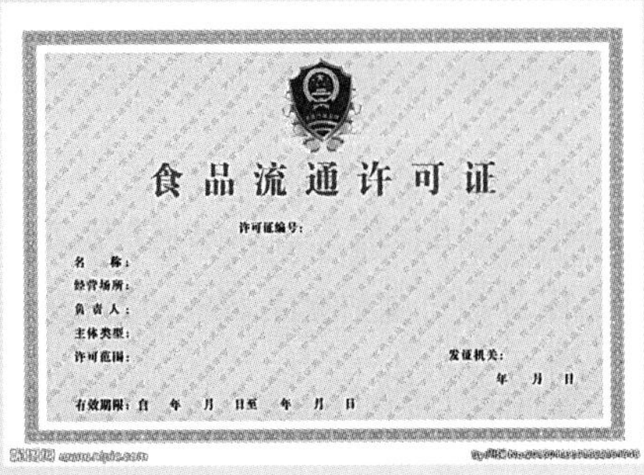

图1-1 食品流通许可证

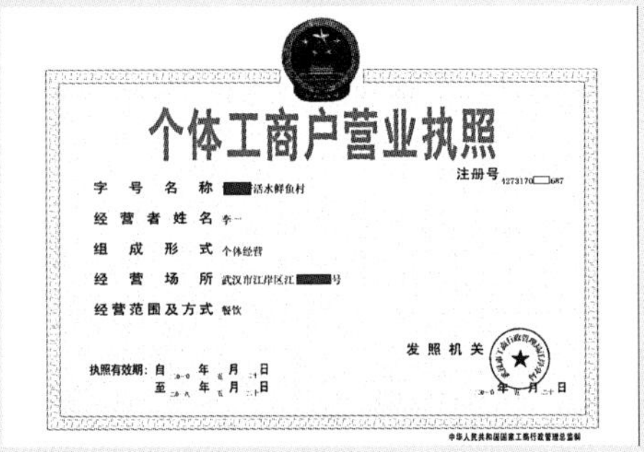

图1-2 营业执照

(2)尽可能购买正规企业生产的、有信誉的食品，不买注水肉、有农药残留的果蔬，要买放心肉、放心菜。

(3)不买腐败霉烂、变质的或接近腐败霉烂、变质、生虫的肉类、鱼类、瓜果和蔬菜，不买过于便宜的粮、油、饮料及其他食品。

(4)不买病死、毒死或死因不明的禽类、畜类和水产类食品。不买死的黄鳝、河蟹、乌鱼和贝类。

(5)不买畸形的鱼、蛋、瓜、果，绿骨猪肉、米猪肉，或色泽、外形等与正常食品有明显不同、看起来有“恶心感”“恐惧感”的食品。

(6)不买、不吃有毒有害食品，如河豚、毒蘑菇、没有精炼的棉籽油，已知被有毒农药浸泡的粮食、花生及用旧化肥袋盛装的食品。

(7)不随意购买来源可疑的反季节的瓜果、蔬菜。

(8)查看食品的包装、标签，看有无注册和条码，最主要的是查看生产日期和保质期。对于怀疑存在不安全因素的食品，宁可暂时不买。待弄清真相后再决定对策。不买不食无生产厂家名称、无厂家地址、无生产日期、保质期(“三无”)的食品。

(9)不买不食未在产品包装上标注生产许可证编号的小麦粉、大米、食用植物油、酱油、食醋、肉制品、乳制品、饮料、调味品(糖、味精)、方便面、饼干、罐头、冷冻饮品、速冻面米食品、膨化食品等食品；不购买和食用已过保质期的食品，不购买和食用虽未超过保质期但因保管不善已经变质的食品。

(10)买回的食品应按要求进行清洗、烹调和保管。

(11)不买不食色素较重的食品。尽量不买不食散装食品，特别是无防尘、防蝇、温控设施和在日光下曝晒的散装食品。

（12）尽量不买不食卫生条件差、无食品生产经营资质的小作坊、小商店、小摊贩经销的食品。

（13）尽量不买不食疑似仿冒、假冒和虚假宣传的食品。

（14）向经营者索要“发票”或购货凭证，用后保留产品的包装袋等。发票的内容要齐全、具体，并与所购食品相符。一旦发生食物中毒或其他食品安全事故，有一定的投诉举报依据。

（15）尽量购买标有优质安全食品标志的食品。

案例

食品安全事件屡次发生

1．2015年6月1日，长沙海关破获一起特大走私冻品案，打掉以黎某、钟某等分别为首的2个涉嫌走私冻品团伙，查扣涉嫌走私冻牛肉、冻鸭脖、冻鸡爪等，均来自美国等国家，约800吨，价值约1000万元。随即海关总署在国内14个省份统一组织开展打击冻品走私专项查缉抓捕行动。行动的成果让人震惊，“70后”猪蹄、“80后”鸡翅……比一些年轻人年纪还大的“僵尸肉”通过走私途径，悄无声息地出现在百姓餐桌上。

2．2016年3月15日，央视“3·15”晚会曝光在“饿了么”网站上，存在着商家虚构地址、上传虚假实体照片等情况。并且一些商家店面卫生状况令人担忧，甚至是无照经营的黑作坊。百度外卖的“扬州炒饭吃出蟑螂”、饿了么的“吉野家套餐出现蟑螂”、美团外卖的“小馋猫吃出木炭”等系列事件，一下子将外卖卫生推到了风口浪尖。

3．2016年1月，时任被告单位上海某国际有限公司法定代表人、总经理的被告人刘某某在得知公司部分奶粉、奶酪已经过期后，将该批奶粉、奶酪销售给尚某某经营的公司。2016年1月15日，上海某国际有限公司将存放公司仓库内的超过保质期的新西兰恒天然全脂奶粉8330袋（25千克/袋），以及超过保质期的新西兰恒天然切达奶酪269箱（20千克/箱）交付给尚某某（另案处理）经营的公司，销售金额共计295万余元。2016年4月，上述部分超过保质期的奶粉及全部奶酪被执法部门查获。

4．2017年1月16日，《新京报》报道天津市静海区独流镇调味品造假窝点聚集，假冒劣质调味品流向多地，引起社会广泛关注。雀巢、太太乐、王守义、家乐、海天、李锦记等市场知名品牌几乎无一幸免，多个调料厂家打假人员称，独流俨然已是我国北方调料造假的一个中心，假冒劣质调味品流向多地，近期各地掀起一股“清查调料潮”。

5．2017年8月25日，媒体报道海底捞北京太阳宫店和劲松店后厨出现老鼠、火锅漏勺用来掏下水道等多项卫生安全隐患。随后，北京市食药监局对海底捞立案调查，要求“海底捞”总部在一个月之内按照承诺对北京各门店实现后厨公开化、信息化、可视化。

6．2017年11月6日，有志愿者通过自媒体发布了一篇关于九江大米遭镉污染的公开举报信。信中称，2017年10月中旬，临近江西省九江市柴桑区港口街镇晚稻收割期，志愿者在港口街镇两个村村民的家中、农田取了土壤以及稻谷样品，送检第三方检测机构。结果显示，稻谷中的镉含量远远超过了国家规定的上限。针对江西九江市柴桑区曝出的镉污染大米事件，柴桑区纪委已对11名责任人问责。九江市纪委也已对市有关部门和区相关责任人启动问责程序。

7．2017年11月，杭州警方破获了一起特大生产销售假酒案，该案涉案金额超过5000万元。本案中所查获的假酒，属于高度仿冒，从酒瓶、外包装、合格证、防伪芯片及酒的口味，基本上非专业人士难以辨别真伪。终端的零售门店装修豪华，极像品牌白酒公司的专卖店，普通消费者根本无法区分，并且柜台上摆放的都是真酒，假酒都放在暗格或者仓库里面，假酒存货较少，给警方的查处工作带来困难。

8．2018年8月30日，湖北食品药品监管局在官网发布了2018年第34期食品抽检信息，涉及漯河市平平食品有限责任公司等食品生产企业生产的6批次不合格调味面制品（俗称“辣条”），主要问题为使用了防腐剂山梨酸及其钾盐和脱氢乙酸及其钠盐，标准要求为不得使用。因涉及辣条明星企业“卫龙”，通报一发，立即引发了公众及媒体的广泛关注。

9．2018年以来，湖北、江西、上海等地接连发生劣质“营养餐”和学生食物中毒事件。2018年4月，湖北鹤峰县一中校内超市出售的、校外商店制作的不洁糕点，导致65人急性肠胃炎住院治疗。2018年9月，因餐饮公司生产过程不规范、操作程序失当，贵阳两小学学生午饭后出现“零散食源性疾病症状引发的群体心因性反应”。2018年9月，江西省万安县多所中小学曝出“营养餐食材发霉、腐烂”问题，数名学生出现腹痛、呕吐等症状。2018年10月，上海市民办中芯学校被曝食堂出现大量发霉变质番茄、洋葱，食物加工日期涉嫌造假。

10．2019年6月，被告人张某在未取得食品经营许可证、食品生产加工小作坊登记证等相关证件的情况下，租赁内蒙古自治区杭锦后旗陕坝镇某小区车库加工鹌鹑蛋，并通过流动摊点对外销售。因张某在生产、贮存、销售鹌鹑蛋的各个环节均不符合食品安全标准，导致食用该鹌鹑蛋的123人出现不同程度的食源性疾病，其中被害人周某某被鉴定为轻伤二级。经检测，张某生产、销售的熏鹌鹑蛋、无壳鹌鹑蛋、带壳鹌鹑蛋中大肠菌群、沙门氏菌检验结果均不符合食品安全国家标准。经流行性病学调查、杭锦后旗医院采集粪便检验结论、杭锦后旗市场监督管理局事件调查和检验结论，认定此次事件为食用鹌鹑蛋引起的聚集性食源性疾病事件。

11．2019年“3·15”晚会曝光一款名为“虾扯蛋”的辣条产地源于河南省开封市兰考县一偏僻地区，生产环境十分恶劣。而其辣条的包装袋上印着虾和蛋的图片，但其实既没有“虾”也没有“蛋”，只有面粉和添加剂。而除了“虾扯蛋”辣条之外，多家生产危险辣条的“据点”也被曝光。同时还曝光了“化妆”的土鸡蛋。在养殖场中，有一种“斑蝥黄”的饲料添加剂添加进饲料后，能让蛋黄呈现更加黄稠的颜色。调查发现，各地商家都将普通鸡蛋包装成家养土鸡蛋，从而价格翻了1～2倍，甚至3倍。

12．在2020年的“3·15”晚会中，央视曝光了有关海参市场的乱象。记者在山东即墨发现了一些养殖户在养殖海参时，会往池塘里投放敌敌畏，来清理不利于海参生长的生物。此外，记者还发现有些商家会用生长周期短、价格低的南方海参，来冒充生长周期长、肉质好、价格高的北方海参。

13．2020年的“3·15”晚会，还曝光了汉堡王用过期面包做汉堡的事件。央视记者在走访江西南昌一些汉堡王门店时，发现了自行修改面包保质期、销售过期面包的现象。发现面包到期后，这些员工直接将旧的日期标签撕掉，再贴个新的，然后将这些过期面包做成的汉堡继续售卖给顾客。

14．在2021年的“3·15”晚会中，央视记者暗访了河南郑州的几个农产品交易市场，发现了在市场外货车上偷偷销售的羊肉。经调查，这些羊来自河北青县，是当地一个很重要的养羊基地，每年约出栏70万只羊。这些羊因为在饲养过程中添加了瘦肉精，商贩们只敢在市场外偷偷销售。就是为了每只羊能多卖出五六十元的利润，这些商贩将加了瘦肉精的羊，混入正常的羊中应付检查。

15．2022年的“3·15”晚会，曝光的是有关老坛酸菜包的。这次被曝光的是一家湖南的蔬菜再加工企业。该企业为多家知名企业代加工酸菜制品，也为一些方便面企业代加工老坛酸菜包。在记者的镜头里，这些代加工的酸菜，被放在一个土坑里，工人们随意用脚踩在酸菜上。

16．2021年3月，知名火锅品牌小龙坎因“用扫帚捣制冰机”登上热搜，引发了网友们对火锅行业食品安全问题的广泛关注。位于南京的某小龙坎火锅店爆出诸多惊人的卫生问题：不用健康证就能入职工作；菇类、青菜等不清洗，上桌前淋水冒充新鲜；土豆外表已经发绿、发黑，刮掉表面继续使用；水果和肉类混用刀具案板；打扫卫生的扫帚捣制冰机冰块；碗筷洗不干净等。

17．2021年3月，福州曼玲粥店吃剩的排骨再下锅，三米粥铺皮蛋徒手捏碎登上微博热搜榜第一位。据福建省广播影视集团电视新闻综合频道《第一帮帮团》栏目报道，福建福州曼玲粥店宝龙分店，多名员工在长时间未洗手的情况下徒手抓取食材，更有甚者，将当晚吃剩的排骨捞出回收，加入了给顾客的山药排骨粥中。栏目还曝出了知名连锁外卖品牌三米粥铺的后厨卫生情况。没有健康证的记者成功入职，成为帮厨，发现了后厨人员边吸烟边装菜，米未清洗直接下锅的情况。店内的招牌皮蛋瘦肉粥，皮蛋竟是在后厨人员没洗手没戴手套的状态下徒手捏碎的，各种不良卫生状况令人担忧。

18．2021年8月，北京“胖哥俩肉蟹煲”被曝存在严重食品安全问题。有记者卧底“胖哥俩”北京合生汇店、凯德mall大峡谷店后厨，发现存在将死蟹当活蟹卖、变质土豆加工后继续上桌、鸡爪等熟制品即使变味儿依旧售卖等现象。10月18日，北京市丰台区市场监督管理局依据《中华人民共和国食品安全法》第一百二十四条第一款第（二）项、第（四）项及《中华人民共和国反不正当竞争法》第二十条第一款等规定，对北京某餐饮有限公司作出警告，没收违法所得和罚款50万元的行政处罚决定。

19．2021年9月24日，市场监管总局发布“关于7批次食品抽检不合格情况的通告”，该通告指出，黑龙江鞍达实业集团股份有限公司制造的、标称安纽希（天津）婴幼儿食品科技有限公司中国销售运营的安纽希婴儿配方奶粉（0-6月龄，1段），检出菌落总数不符合食品安全国家标准规定，二十二碳六烯酸与总脂肪酸比、二十碳四烯酸与总脂肪酸比检测值不符合产品标签标示要求。黑龙江省绥化市市场监管局督促企业立即召回相关产品，要求企业停业整顿，没收违法所得1845.36元，罚款87.2万元。

20．2021年11月29日，据微博爆料，其最近暗访吉野家（中国）投资有限公司，吉野家宣称给予顾客最新鲜、最高品质的食品，售卖“最好的牛肉饭”。实际上，不仅新鲜难以保障，就连过期后的白菜、菠菜也会继续使用。制作麻婆豆腐的肉末已经变臭发酸，油类没有检测标准，旧油添加新油继续使用，油质严重发黑，后厨卫生也令人担忧。11月30日晚间，吉野家官网发布致歉声明，称目前对吉野家（安徽）餐饮有限公司涉事门店已停业整顿，并且成立了紧急品质管理专项组进行调查，同时开展吉野家各家门店的品质检查。“吉野家已接收到市场监督主管部门的约谈指导，后续也将积极配合所有调查流程。”

案例点评

通过以上案例，可以看出，目前我国食品安全问题十分严重。影响食品安全的因素很多，但在这些食品安全中，人为因素占主导地位。一些不良商家不顾人民大众的安全需要，擅自使用各种有害的物质，危害人民的身体健康。因此，我们在日常生活中，要有一定的食品安全意识，对一些食品要有一定的鉴别知识，要懂得这些有害物质对人体的伤害，自觉抵制这些不良食品，一旦发现食品中的问题，要及时举报，并向商家索赔。购买食品时，要购买有正式商标的产品以及标有优质安全食品标识的食品。

思考题

1. 什么是食品安全？食品安全具有什么特征？
2. 食品安全包括哪几个层次？
3. 如何获得食品安全信息？

第二节　食品安全的重要性

食品安全，指食品无毒、无害，符合应当有的营养要求，对人体健康不造成任何急性、亚急性或者慢性危害。不安全的食品成为“问题食品”。完善食品安全保障体系是国家发展和社会文明进步的重要标志。

民以食为天，食以安为先。食品安全影响着每个人的日常生活和健康。随着近年来重大食品安全问题不断被曝出，食品安全成为人们关注的焦点。消费者在选择食品时也抱有越来越谨慎的态度。从“苏丹红”到“三聚氰胺”，从抗生素滥用到瘦肉精问题，政府从未停止在食品安全上的防范，采取了众多的措施，但食品安全问题依然严重。

食品安全问题主要集中在微生物性危害、化学性危害、生物毒素、食品掺假和基因工程食品上。我国食品安全目前最突出的问题是非法添加非食用物质和滥用食品添加剂。

食品安全问题，是人们日常生活中最为关注的一件大事，它不仅关系到个人的生命安全，更关系到国计民生。随着社会不断进步，人们饮食的多样化，食品安全成为备受关注的热门话题。“苏丹红事件”“注水肉”“三鹿奶粉事件”，还有“瘦肉精事件”等系列食品安全事件，已经尽人皆知。这样的“问题食品”，不但影响到人民的生命安全，也严重威胁到国家的声誉。

自2004年1月1日起，我国首先在大米、食用植物油、小麦粉、酱油和醋五类食品行业中实行食品质量安全市场准入制度，对第二批十类食品肉制品、乳制品、方便食品、速冻食品、膨化食品、调味品、饮料、饼干、罐头实行市场准入制度。

一、食品安全是人类健康的前提

食品安全事件容易造成群体性发病，引起较大的社会和心理影响，也极易受到恐怖主义和犯罪分子的利用，如何保证食品安全已成为社会性、国际性的重大课题，越来越受到各国政府和人们的重视。食源性疾病是使人遭受痛苦的一个主要原因，它能带来不必要的死亡和经济负担。在世界范围内，食品安全方面的恶性、突发事件屡屡发生，如比利时二噁英污染事件、英国的疯牛病及猪瘟、日本发生近万例大肠杆菌O-157的食物中毒事件均已严重威胁人类健康。

二、食品安全是食品贸易全球化的需要

目前全球食品安全形势不容乐观，主要表现为食源性疾病不断上升，恶性污染事件接二连三，新技术、新工艺带来新的危害致使世界范围内食品贸易纠纷不断，成为影响食品国际贸易的重要因素。如英国的疯牛病仅禁止出口一项每年损失52亿美元，为杜绝疯牛病而采取的宰杀行动损失约300亿美元；比利时的二噁英污染事件不仅导致其生产的动物性食品被大量销毁，而且导致世界各国禁止其动物性食品的进口，据估计经济损失在13亿欧元。

三、食品安全是社会稳定发展和国家安全的保障

食品安全问题的发生不仅使国家和个人经济上受到严重损害，还影响到消费者对政府的信任，威胁社会稳定和国家安全。比利时的二噁英事件不仅使卫生部长和农业部长下台，也使执政长达40年的社会党政府垮台。

食品安全问题已受到各国政府部门的高度重视，在2001年年初世界卫生组织召开的第53届世界卫生大会上，全球100余个会员国针对食品安全问题达成了一项食品安全决议。将食品安全列为公共卫生的优先领域，并要求成员国制订相应的行动计划，最大程度地减少食源性疾病对公众健康的威胁。我国政府也高度重视食品的安全与卫生问题。在总结原有工作的基础上，并借鉴国外的先进经验，于2003年制订并发布了《食品安全行动计划》。

在食品安全问题上，企业固然有责任，但作为国家有关监管部门责任更加重大。以人民利益为重，依靠国家法律法规来维护民众健康是我们应有的责任。因此，建立食品安全体系是重中之重，《中华人民共和国食品安全法》于2009年已经颁布，2021年进行了第三次修订。食品安全也有标准，每个企业也有自己的“标准”，要严格执行才能做好食品安全工作。

食品安全问题就发生在我们的身边，正在危害着我们的身体健康。我们国家要高度重视食品安全这个问题，严格执法，遏制食品安全问题的出现。要积极地宣传食品安全的重要性，让更多的人认识食品安全的危害，抵制农药食品、化学食品、问题食品，这样才能让食品安全与我们的健康同行。

根据相关统计数据显示：

2015年，各级食品药品监管部门共查处违法案件35万余起，罚款16亿元，吊销许可证331件。

2016年，全国共查处食品案件17.4万件，货值金额6.05亿元，罚款16.5亿元，吊销许可证147件，捣毁制假售假窝点365个。

2017年，食品药品监管部门共查处食品（含保健食品）案件25.7万件，货值金额6.8亿元，罚款23.9亿元，没收违法所得1.6亿元。责令停产停业1852户次，吊销许可证186件，捣毁制假售假窝点568个，移送司法机关2454件。

2018年，全国共查处食品违法案件29.97万件，货值金额7.6亿元，罚款35.5亿元，没收违法所得1.67亿元，吊销许可证219件，捣毁违法生产经营窝点360个。

2019年前三季度，各地共查处食品安全违法案件13.7万件，罚款29.1亿元，没收金额2亿元，吊销许可证328件，移送司法机关1078件。

2019年9月至2020年12月，最高检、国家市场监管总局、国家药监局联合开展了落实食品药品安全“四个最严”要求专项行动。据初步统计，开展专项行动期间，全国市场监管部

门查办涉食品安全违法案件28.48万件，罚没款27.25亿元；药品监管部门查办药品、化妆品和医疗器械领域违法案件10.77万件，罚没款18.40亿元；检察机关批准逮捕涉食品药品安全犯罪案件3945件7298人，起诉8791件17066人。

四、食品安全注意事项

1. 注意看经营者是否有营业执照，其主体资格是否合法。

2. 注意看食品包装标识是否齐全，注意食品外包装是否标明商品名称，配料表、净含量、厂名、厂址、电话、生产日期、保质期、产品标准号等内容。

3. 注意看食品的生产日期及保质期限，注意食品是否超过保质期。

4. 看产品标签，注意区分认证标志。

5. 看食品的色泽，不要被外观过于鲜艳、好看的食品所迷惑。

6. 看散装食品经营者的卫生状况，注意有无健康证、食品流通许可证等相关证件，有无防蝇防尘设施。

7. 看食品价格，注意同类同种食品的市场比价，理性购买“打折”“低价”“促销”食品。

8. 购买肉制品、腌腊制品最好到规范的市场、“放心店”购买，慎购游商（无固定营业场所、推车销售）销售的食品。

9. 妥善保管好购物凭据及相关依据，以便发生消费争议时能够提供维权依据。

五、食品安全问题事件频发的原因

近年来食品安全有八方面的问题尤为重要。

第一，食品原材料安全控制。过去的一些食品安全事故，究其源头往往是采购的原材料所含的有害物质导致了食品安全问题。如何检验和消除农产品原材料中的农药残留、兽药残留、重金属污染以及非法添加剂，已经成为食品生产厂商关注的首要问题。

第二，食品添加剂问题。我国的食品添加剂法规尚在发展阶段，一些标准仍需完善。作为食品生产和加工企业，如何在研发和生产中选择合法的食品添加剂，在食品进口中确保食品所含添加剂符合国内标准，都是国内食品厂商需要重视的问题。

第三，从整个供应链角度保障食品安全与质量。如今，控制食品安全已不仅仅停留在生产过程中，食品的物流环节（包括包装、储藏和运输等）越来越受到食品生产和零售企业的重视。只有真正实现食品供应链的可追溯性，提高食品物流（尤其是对冷链）的管理水平，才能确保食品的安全与质量，提高顾客满意度，为企业建立良好的口碑。

第四，法律法规体系中存在的漏洞和标准缺失，这使得从农田到餐桌一长串生产链中的诸多环节还缺乏相应的法律加以规范，因而出现无法可循、无规可依的情形。《中华人民共和国食品安全法》由中华人民共和国第十一届全国人民代表大会常务委员会第七次会议于2009年2月28日通过，并予公布，自2009年6月1日起施行，2021年4月29日进行了第三次修订。

第五，在当前食品安全管理体制中仍然存在部门职责重叠、管理职权紊乱及管理体制不顺的问题，食品安全工作涉及国家多个部委，在具体的行政执法工作中，难免会出现因职权重叠而产生相互推诿的情形，难以做到分工配合上的顺畅协调。

第六，政府管理部门缺乏有效的预警、监督、管理和惩戒机制，未能形成一张涵盖与统领食品安全整个生产流程的监督管理网络。

第七，我国的食品安全信用体系还未建成，加之制假、造假、售假的违法成本较低，所以仍有部分企业在利益驱动和侥幸心理驱使下进行着种种丧失商业道德甚至违法犯罪的活动。

第八，由于食品安全信息不对称，作为食品传播链的终端，消费者仍是市场中的弱势群体，维权成本相对偏高，无法起到推动食品行业健康发展的作用。

食品安全问题事件频发的原因具体体现在：

1．微生物引起的食源性疾病是影响食品安全的主要因素。

2．种植业、养殖业的源头污染对食品安全威胁很大，经营者违法使用高毒农药，违法使用抗生素、激素等兽药，违法使用瘦肉精等。

3．食品生产经营企业规模化、集约化程度不高，自身食品安全管理水平仍然偏低；食品生产经营过程中使用不合格原料生产加工食品。

4．食品工业应用新原料、新工艺带来的食品安全问题，如用中草药、转基因食品等新资源，食品新型包装材料，食品辐照等新食品加工工艺。

5．环境污染对食品安全构成严重威胁，如二噁英、有机氯的污染问题。

6．犯罪分子极易利用食品进行犯罪或恐怖活动。

7．食品安全监督管理的条件、手段和经费还不能完全适应实际工作的需要。

知识拓展

1．我国食品安全监管主要部门的分工有哪些？

（1）农业、林业、渔业部门各自负责初级农产品生产环节的监管。

（2）质量技术监督部门负责食品生产加工环节质量卫生的日常监管，要严格实行生产许可、强制检验等食品质量安全市场准入制度，严厉查处生产、制造不合格食品及其他质量违法行为。

（3）工商部门负责食品流通环节的质量监管，要认真做好食品生产经营企业及个体工商户的登记注册工作，取缔无照生产经营食品行为，加强上市食品质量监督检查，严厉查处销售不合格食品及其他质量违法行为，查处食品虚假广告、商标侵权的违法行为。

（4）卫生部门负责餐饮业和食堂等消费环节的卫生许可和卫生监管，负责食品生产加工环节的卫生许可，卫生许可的主要内容是场所的卫生条件、卫生防护和从业人员健康卫生状况的评价与审核，要严厉查处上述范围内的违法行为。

（5）食品药品监管部门负责对食品安全的综合监督、组织协调和依法组织查处重大事故。

2. 食品安全投诉举报有哪些注意事项？

（1）能提供所投诉食品的购物凭证。

（2）保护现场，尽量维持所购物食品原状，能辨识该食品批号或生产日期和保质期。封存中毒食品或可疑中毒食品，采取剩余可疑中毒食品，以备送检。

（3）经过对感官性状的观察或检验机构检测，判定该食品为不合格或假冒伪劣食品的，接受投诉的职能部门可依据有关法律法规对商家实施行政处罚，但不参与消费者和商家间的民事赔偿调解。

（4）食品的质量检验报告只作为消费者与商家进行协商处理的依据，消费者对协商结果不满的，可以通过司法途径解决。

案例1

大肠杆菌食物中毒

1996年5月下旬，日本几十所中学和幼儿园相继发生6起集体食物中毒事件，中毒人数多达1600人，导致3名儿童死亡，80多人入院治疗，这就是引起全世界极大关注的大肠杆菌O-157中毒事件。同时，日本仙台市和鹿儿岛县也发生集体食物中毒事件，中毒儿童增加到3791人，住院儿童达202人。到7月底，中毒人数超过一万人，死亡11人，最终成为波及44个都府县的爆发性食物中毒事件。1999年我国部分地区也发生了肠出血性大肠杆菌O-157·H7感染性腹泻事件，表明我国不断遭受该菌威胁的形势日趋严峻。

案例2

单核细胞增生性李斯特菌食物中毒

1999年年底，美国发生了历史上因食用带有李斯特菌的食品而引发的最严重的食物中毒事件。据美国疾病控制中心的资料显示，在美国密歇根州，有14人因食用被该菌污染了的“热狗”和熟肉而死亡，在另外22个州也有97人因此患病，6名妇女因此流产。

2000年年底至2001年年初，法国也发生李斯特菌污染食品事件，有6人因食用法国某公司加工生产的肉酱和猪舌头而成为李斯特菌的牺牲品。

案例点评

以上两个案例，都是关于微生物食物中毒的事件，其主要原因都是食物加工中受到微生物的污染。此类事件在我国各地发生较多。微生物影响食物质量的因素很多，在加工、运输、储存等环节都会遇到微生物的污染。因此，我们在日常生活中，要有一定的食物中毒知识来加强和防范微生物对食物的污染，通过一定的措施，防患于未然，就能达到预防的目的。

思考题

1. 为什么说食品安全是人类健康的前提？
2. 为什么说食品安全是食品贸易全球化的需要？
3. 为什么说食品安全是社会稳定发展和国家安全的保障？
4. 食品安全频发的原因有哪些？

第三节 我国食品安全发展进程

我国对食品安全的重视从古代就开始了，历朝历代对食品安全都有严格的要求。2009年6月1日，我国颁布实施了《中华人民共和国食品安全法》，把食品安全纳入了法律范围，当然，食品安全保障除了法律之外，人们还需要在意识、道德上也提高认识，从而在一定程度上遏制食品安全问题的发生。

我国食品安全问题目前十分严重，不良商家在追求经济利益的同时，大量造假、滥用食品添加剂等，一些企业乱排污染物，造成了我国食品存在着极大的安全隐患。其中重要的一点就是惩罚力度不够，使得他们从中有利可图。而另一点则是条例赶不上时代的变化，没有根据现实情况及时修改。而我国古代的食品检测方法虽然很落后，但他们从严打击食品犯罪，避免再犯，而且按照不同时代特点制定相关法令，这种做法值得我们思考。

在周代，尽管食品工艺技术落后及交通不便，但由于统治者非常重视食品安全，并作出了特别规定。周代的食品交易主要是以初级农产品的直接采摘、捕捞为主，所以对农产品的成熟度十分关注。据《礼记・王制第五》记载，周代对食品交易的规定为："五谷不时，果实未熟，不粥于市"。这里所讲的"不时"是指未成熟。为了保证食品安全，在周代，五谷果实未成熟时，是严禁进入流通市场的，这主要是为了防止未成熟的果实引起食物中毒。这一规定被认为是我国历史上最早的关于食品安全管理的记录。此外，为杜绝商贩牟利而滥杀禽兽鱼鳖，周代规定："禽兽鱼鳖不中杀，不粥于市"。即不在狩猎季节和狩猎范围的禽兽鱼鳖，不得在市场上出售。

春秋战国时期，孔子在《论语・乡党》中谈到了"十三不食"原则，诸如：粮食陈旧和变味了，鱼和肉腐烂了，都不能吃；食物的颜色变了，不能吃；气味变了，不能吃；不新鲜的东西，不能吃，孔子可算是中国历史上最早系统提出食品安全理念的人。

汉代是对食品安全的规定最为明确的朝代。在汉代，商品经济高度发展，食品交易活动非常频繁，交易品种空前丰富，但假冒伪劣食品也越来越多，为杜绝有毒有害食品流入市场，国家在法律上作出了相应的规定。汉代《二年律令》规定："诸食脯肉，脯肉毒杀、伤、病人者，亟尽孰（熟）燔其余。其县官脯肉也，亦燔之。当燔弗燔，及吏主者，皆坐脯肉臧（赃），与盗同法"。意思是，如果有肉类因腐坏等因素可能导致中毒的，应尽快将变质的食品焚毁，否则将处罚肇事者及相关官员。

唐代是我国食品安全监管较为全面和成熟的时期，法律规定详细，惩罚措施也比较严厉。唐代法典《唐律疏议》中明文规定：凡是故意以有毒的肉赠送他人或者出售，从而造成他人中毒的，判处一年徒刑；造成他人中毒身亡的，判处绞刑；如果他人在不知情的情况下食用了未被焚毁的有害食品而造成死亡的，食品的所有者要以过失杀人罪论处，还要通过赔偿来获得减刑；如果他人吃了偷来的肉而中毒身亡的，食品所有者也要担责，须杖打九十以惩罚他不按时销毁有毒的肉。从《唐律疏议》的规定可以看到，在唐代，知脯肉有毒，却不马上焚烧销毁的，构成刑事犯罪分为两种情况，处罚各不相同：一是明知脯肉有毒时，食品的所有者应当立刻焚毁所剩变质食品，以去后患，否则杖打九十；二是明知脯肉有毒而不立刻焚毁，致人中毒，须视情节及后果加以惩罚。

当然，如果将有毒的食品拿给尊长卑幼食用，欲加杀害他们的，就不援引此项法律，刑罚将更重，对馈食尊长者准谋杀尊长罪，馈食卑幼者依故杀卑幼罪。《唐律疏议》云："其有害心，故与尊长食，欲令死者，亦准谋杀条论；施于卑贱致死，依故杀法"。

《唐律疏议》中"脯肉有毒，曾经病人，有余者速焚之"与《二年律令》中"诸食脯肉，脯肉毒杀、伤、病人者，亟尽孰（熟）燔其余"的规定是完全对应的。

不过，唐律条文要比汉律条文的规定更为详尽周密。《二年律令》中"当燔弗燔，及吏主者，皆坐脯肉臧（赃），与盗同法"的规定，似乎更加注重对犯罪者以价值追求为出发点的经济动机的追究，而《唐律疏议》更加强调追究犯罪者行为对生命的伤害。《二年律令》中有关"其县官脯肉也，亦燔之"的规定，以及"吏主者"也要承担法律责任的内容，则是《唐律疏议》中所没有的。

《唐律疏议》对食品中毒的规定还具体分了"故意"和"疏忽"两种不同情节。而包括饮食业在内的商业空前繁荣的唐代，不但存在食品安全法律，还通过行会管理商品质量，按行业登记经营者名单入册，以互相约束和监督。如果出现问题，除了相关商人，行会行首也要被追究责任。

唐代宫廷之内还有一套专门的食品安全法令。《唐六典》记载，朝廷设置了专门的监管机构（尚食局）和监管官吏。法律规定，如果把不干净的东西混入宫廷食品，责任人将被流放两年；一般人不得随便出入皇家厨房；若不慎误将有毒药品等物带至御厨，将处以绞刑。

到了宋代，饮食市场空前繁荣，《东京梦华录》《水浒传》等文学作品中，都能看到街道上酒楼林立、商贩如潮的景象描写。孟元老在其所著《东京梦华录》中，追述了北宋都城开封府的城市风貌，并以大量笔墨写到饮食业的繁荣。书中共提到一百多家店铺和行会，其中专门的酒楼、食店、肉行、饼店、鱼行、馒头店、面店、煎饼店、果子行等就占半数以上。此外，还有许多流动商贩，在大街小巷和各大饭店内贩卖点心、干果、下酒菜、新鲜水果、肉脯等小吃零食。

周密在其所著《武林旧事》里，追忆了南宋都城临安的城市状况，提到了临安的各种食品市场和行会，如米市、肉市、菜市、鲜鱼行、鱼行、南猪行、北猪行、蟹行、青果团、柑子团、鲞团等。

商品市场的繁荣，不可避免地带来一些问题，一些不法分子，为了牟取暴利，经常在食品里掺沙子或注水来增加重量，还有的制假贩假。“以物市于人，敝恶之物，饰为新奇；假伪之物，饰为真实。如米麦之增湿润，肉食之灌以水。巧其言词，止于求售，误人食用，有不恤也”。(《袁氏世范·处己》) 有的商贩甚至通过使用“鸡塞沙，鹅羊吹气，卖盐杂以灰”之类的伎俩来牟取利润。

为了加强对食品掺假、以次充好等食品质量问题的监督和管理，宋代规定从业者必须加入行会，而行会必须对商品质量负责。“市肆谓之行者，因官府科索而得此名，不以其物小大，但合充用者，皆置为行，虽医亦有职。医克择之差，占则与市肆当行同也。内亦有不当行而借名之者，如酒行、食饭行是也”。(《都城纪胜·诸行》) 让商人们依经营类型组成“行会”，商铺、手工业和其他服务性行业的相关人员必须加入行会组织，并按行业登记在册，否则就不能从事该行业的经营。各个行会对生产经营的商品质量进行把关，行会的首领（亦称“行首”“行头”“行老”）作为担保人，负责评定物价和监察不法行为。

除了由行会把关外，宋代法律也继承了唐律的规定，对有毒有害食品的销售者给予严惩。《宋刑统》规定：“脯肉有毒曾经病人，有余者速焚之，违者杖九十，若故与人食，并出卖令人病，徒一年；以故致死者，绞；即人自食致死者，从过失杀人法（盗而食者不坐）”。

宋代茶叶贸易比较发达，造假者也多。宋朝政府就采取“开汤审评”以辨真假。宋徽宗赵佶在《大观茶论》中记载了这种勘验的办法，职业监察官员现场泡茶观察茶色、茶味、茶形以及有无杂质等，如果发现掺假，则严惩不贷。

清代的食品安全监管是中国历史上最发达和科学的时期，我们现在的很多食品安全措施就是沿用清朝的做法。清代茶叶市场繁荣，也是造假贩假最集中的领域，政府制定了相应的措施。首先是核发牌照，谨防假冒。政府为茶叶商人颁发“经营执照”和“注册商标”，并授予出口经营权。政府任命专门的官员进行茶叶质量抽查，连茶叶的包装与牌号不符都要受到处罚。

光绪年间，中国茶叶外贸出口大幅增加，清政府加大了茶叶的质量监管力度。如果外商前来购买茶叶，政府要抽查产品，主要采取滚水泡茶和化学试验两种办法进行检验。一旦发现产品有问题，则将该批次茶叶全部充公。清后期，主管部门还制定了茶叶质量标准。有实物标准样品作为对照，让生产厂家加工有依据；对于销售茶叶的商家，对着样品审评检验，符合标准的放行，否则一律扣留、充公或焚毁。

总的来说，唐宋时期及之前，因食品安全犯案的人动辄遭到严厉的惩罚，甚至掉了脑袋。法律主要管的是人，然后是售卖的产品。明清之后，法律将焦点转向问题产品，对人的处罚有所减弱，体现了执法的科学化和人性化，但不利于从源头起到遏制和震慑效果。

知识拓展

古代国外食品安全的管制

和中国古代一样，欧洲国家历史上食品制假贩假也很猖獗。中世纪的英国，面粉掺石膏、肉类变质、酒内非法添加等问题层出不穷。1860年，英国国会通过了新的食品法。由于食品检验缺乏有效的手段，食品安全问题长期存在。欧洲食品安全监管逐渐成熟已经是现代的事情了。

美国19世纪中后期食品安全丑闻频发。牛奶掺水、咖啡掺碳在当时司空见惯。更有甚者，用牛奶加甲醛、肉类加硫酸、黄油加硼砂来防腐。一些肮脏不堪的食品加工厂把腐烂变质的肉做成香肠。1906年，美国国会通过了针对食品安全的《食品与药物法》和《肉类检验法》。不过这两部法律没有对食品标准作出规定，又让商家钻了空子。食品商在制造食品的时候，可以随意加入原料，然后再起个特别的名称就可以了。1938年，美国国会制定了《食品、药品和化妆品法》，扩大了食品监管部门的权力。此后出台的与食品安全有关的法律都以该法为基本框架，同时扩大执法者的权威，防止执法不严和部门之间互相扯皮，极大地杜绝了食品安全问题。

案例

古人十分重视食品安全问题

《史记》记载："太妊之性，端一诚庄，惟德能行。及其妊娠，目不视恶色，耳不听淫声，口不出敖言，生文王而明圣，太妊教之，以一识百。卒为周宗，君子谓，太妊为能胎教"。

传说周文王姬昌的母亲太妊，一向遵守礼法，也十分注重自己的修养。怀孕之后，更是谨慎小心。每到用餐时间，太妊见到座椅放得不够整齐平稳，便会用轻缓的动作把它调整好，然后才好好地坐下。每当她看到餐桌上的食物切得歪斜破碎，或是有些菜肴放了葱、姜、辣椒等刺激性的配料，就会让侍女端下去，要求重做一遍，把肉类、食物切得端端正正才食用。

有一天，太妊到外面去散步，听到有人在吵架，太妊就绕道离开了。除了不坐摆放歪斜的椅子，不吃不方正的食物，不听杂乱的声音，也不看邪恶的事物，她自己更不会说傲慢伤人的话，不做一切不良的举止，始终保持有规律的作息和内心平静。每天晚上，她还默默吟诵优美的诗歌，体会世间的正道。

案例点评

通过此案例，说明古人对饮食质量的要求非常高。在现代社会，由于人们生活节奏加快，往往对饮食生活的质量不加重视，囫囵吞枣，吃饱就行，有时候就不会注重食物的安全问题，更不提饮食生活质量了。此案例虽然没提到食品安全问题，但透过现象，能切实反映出古人对食品的要求。

思考题

1. 如何理解不同时期对食品安全的认识?
2. 请你写一份关于你身边出现的相关食品安全的案例，并进行分析。

第四节　我国有关食品安全的法律法规

随着食品安全问题在十年中的逐层深化，国家不断出台一些政策和法规条例。

在我国，“食品卫生”概念初现于1953年，2004年前，还没有“食品安全监管”概念，“食品卫生”概念延续使用了几十年。从整个发展历程来看，中华人民共和国成立以来有关法律法规的制定和实施经历了几个阶段。

一、1949—1978年，是我国食品安全管理从空白迈向法制化阶段

1953年，卫生部颁布了一条“通知”和一个“暂行办法”，标志着我国为维护人民群众的食品安全迈开了第一步。

1953年，卫生部颁布的《关于统一调味粉含麸酸钠标准的通知》《清凉饮食物管理暂行办法》。

1954年下发《关于食品中使用糖精含量的规定》。

1957年下发《关于酱油中使用防腐剂问题》。

1964年，国务院转发了卫生部、商业部等五部委发布的《食品卫生管理试行条例》，标志着我国食品卫生管理从空白走向规范化，向着法治化管理的目标迈出了第一步。

二、1979—2004年，法制体系不断提升

1979年，国务院正式颁布了《中华人民共和国食品卫生管理条例》，昭示着我国不断加强食品卫生法制化管理的决心与力度。在此之后，又有一大批关于食品卫生及相关法律陆续出台。

1982年，第五届全国人大常委会第25次会议通过《中华人民共和国食品卫生法（试行）》，标志着我国食品卫生管理全面进入了法制化、规范化轨道。

1985年9月6日，第六届全国人民代表大会常务委员会第十二次会议通过《中华人民共和国计量法》，自1986年7月1日起施行。

1986年12月2日，第六届全国人民代表大会常务委员会第十八次会议通过《中华人民共和国国境卫生检疫法》，自1987年5月1日起施行。

1988年12月29日，第七届全国人民代表大会常务委员会第五次会议通过《中华人民共和国标准化法》，自1989年4月1日起施行。

1989年2月21日，第七届全国人民代表大会常务委员会第六次会议通过《中华人民共和国进出口商品检验法》，自1989年8月1日起施行。

1991年10月30日，第七届全国人民代表大会常务委员会第二十二次会议通过《中华人民共和国进出境动植物检疫法》，自1992年4月1日起施行。

1993年2月22日，第七届全国人民代表大会常务委员会第三十次会议通过的《中华人民共和国产品质量法》，自1993年9月1日起施行。

1993年10月31日，第八届全国人民代表大会常务委员会第四次会议通过颁布《中华人民共和国消费者权益保护法》，1994年1月1日起施行。

1995年10月30日，第八届全国人大常委会第十六次会议通过我国第一部食品卫生法律《中华人民共和国食品卫生法》。

1997年7月3日，第八届全国人民代表大会常务委员会第二十六次会议通过《中华人民共和国动物防疫法》。2021年1月22日，第十三届全国人民代表大会常务委员会第二十五次会

议第二次修订，2021年5月1日起施行。

2001年12月11日，《食品添加剂卫生管理办法》的修订卫生部通过发布，自2002年7月1日起施行。1993年3月15日发布的《食品添加剂卫生管理办法》同时废止。

2002年3月27日，《出口食品生产企业卫生注册登记管理规定》由国家质量监督检验检疫总局局务会议审议通过公布，自2002年5月20日起施行。原国家进出口商品检验局1994年11月14日发布的《出口食品厂、库卫生注册细则》和《出口食品厂、库卫生要求》同时废止。

2002年7月1日，《进出境肉类产品检验检疫管理办法》由国家质量监督检验检疫总局局务会议审议通过公布，自2002年10月1日起施行。

2002年10月18日，《进出境水产品检验检疫管理办法》由国家质量监督检验检疫总局局务会议审议通过公布，自2002年12月10日起施行。

2003年6月19日，国家质量监督检验检疫总局局务会议审议通过《食品生产加工企业质量安全监督管理办法》，2003年7月18日公布并实施。

三、2004—2010年，食品安全法制体系发展阶段

2004年9月1日，《国务院关于进一步加强食品安全工作的决定》（国发〔2004〕23号）颁布。提出“按照一个监管环节由一个部门监管的原则，采取分段监管为主，品种监管为辅的方式，进一步理顺食品安全监管职能”，对农业、质检、卫生、工商、食品药品、发展改革和商务等部门的职责进行了划分。同时，商务、出入境、公安、城管等部门也分别承担了一些相关职责，形成了“多部门分段式”食品安全监管体制。为了从源头上保障农产品质量安全，进一步健全和完善保障食品安全的法律。

2005年8月31日，国家质量监督检验检疫总局局务会议审议通过《食品生产加工企业质量安全监督管理实施细则（试行）》，自2005年9月1日起施行。国家质检总局2003年7月18日颁布的《食品生产加工企业质量安全监督管理办法》同时废止。

2005年12月25日，《食品卫生许可证管理办法》由卫生部公布，并于2006年6月1日起施行。该办法对从事食品生产、经营和餐饮活动的单位和个人申请卫生许可证的条件、资质提出了明确具体的要求，规范了申请与发放程序、责任追究等，对维护食品市场和生产经营秩序具有重要意义。

2006年4月29日，第十届全国人大常委会第二十一次会议通过了《中华人民共和国农产品质量安全法》，既填补了《食品卫生法》《产品质量法》的相关法律空白，即《食品卫生法》并不涉及种植业、养殖业等农业生产活动，而《产品质量法》则只适用于那些经过加工、制作的产品，却不适用于未经加工、制作但和人民群众生活、健康息息相关的农业初级产品的

问题，也实现了法律的相互衔接。

2006年9月30日，《农产品产地安全管理办法》由农业部第二十五次常务会议审议通过公布，自2006年11月1日起施行。

2006年9月30日，《农产品包装和标识管理办法》由农业部第二十五次常务会议审议通过公布，自2006年11月1日起施行 。

2006年12月20日，《流通领域食品安全管理办法》由商务部第十次常务会议审议通过公布，自2007年5月1日起施行。

2009年2月28日，第十一届全国人大常委会第七次会议通过《中华人民共和国食品安全法》。

四、2010年至今，完善阶段

2010年4月，国家食品药品监督管理局根据《食品安全法》和《食品安全法实施条例》制定《餐饮服务许可管理办法》和《餐饮服务食品安全监督管理办法》，两办法均于2010年5月1日起施行。

2012年6月23日，国务院印发了《国务院关于加强食品安全工作的决定》。《决定》是新形势下党和国家加强食品安全工作的又一个重大举措，是立足当前，着眼长远，目标明确，措施有力的食品安全工作纲领性文件。

2012年6月28日，国务院印发了《国家食品安全监管体系“十二五”规划》为进一步加强食品（包括食用农产品，下同）安全监管工作，不断完善国家食品安全监管体系，保障人民群众身体健康和生命安全，促进食品行业健康发展，根据《中华人民共和国食品安全法》《中华人民共和国农产品质量安全法》《中华人民共和国国民经济和社会发展第十二个五年规划纲要》和党中央、国务院有关决策部署，制定《国家食品安全监管体系“十二五”规划》。

2013年3月22日，国家食品药品监督管理局（2003年设立）更名为国家食品药品监督管理总局，意味着食品安全多头分段管理的“九龙治水”局面结束。

2013年5月24日，根据《中华人民共和国食品安全法》和《食品安全国家标准管理办法》规定，经食品安全国家标准审评委员会审查通过，发布食品安全国家标准《食品生产通用卫生规范》（GB 14881-2013）。

2013年12月，国家食品药品监管总局发布《婴幼儿配方乳粉生产许可审查细则（2013版）》，部署开展婴幼儿配方乳粉生产许可有效期届满换证审查和再审核工作。

2014年3月13日，国务院食品安全办公室、国家食品药品监督管理总局、国家工商总局联合发布了《关于严厉打击生产经营假冒伪劣食品违法行为进一步加强农村食品市场监管工作的通知》，要求针对农村食品市场存在的突出问题和食品安全风险隐患，加强农村食品市场日常监管，实施综合治理，夯实农村食品市场监管基础，构建长效监管机制。

2014年4月8日，国家质量监督检验检疫总局局务会议审议通过《中华人民共和国工业产品生产许可证管理条例实施办法》，自2014年8月1日起施行。

2014年5月28日，国家食品药品监管总局发布《互联网食品药品经营监督管理办法（征求意见稿）》。其中，对互联网食品经营者提出了准入门槛：应当取得食品经营许可或者备案凭证；取得食品、保健食品生产许可或者备案凭证的企业，可以通过互联网销售本企业生产的产品；互联网经营食品、保健食品的范围应当与其经营许可或者备案范围一致。立法的目的是确保公众利益，在确保人民群众饮食用药安全的前提下，引领、助推行业产业的健康快速发展。

2014年6月23日，《食品安全法（修订草案）》提请全国人大常委会审议。修订草案对2009年通过实施的《食品安全法》作了大幅度修订，旨在“为最严格的食品安全监管提供体制制度保障”。12月22日，在全国人大常委会第十二次会议上，《食品安全法（修订草案）》再次提交审议。涉及了食品运输环节管理问题、与《农产品质量安全法》交叉时的适用问题、行业协会和媒体的监督问题、淘汰高毒剧毒农药问题等业内长期关注的问题，而对转基因食品的标识、保健食品的备案等近年来开始备受公众关注的议题也有回应。

2014年8月6日，国家食品药品监管总局就《食品召回和停止经营监督管理办法》（征求意见稿）向社会广泛征求意见。食品召回制度一方面能在很大程度上防止事态蔓延恶化，避免导致更多伤害，另一方面也给消费者挽回经济损失，体现对消费者负责任的态度。相关企业的声誉将受到极大影响，对企业也是很好的警告和训诫。

2014年9月28日，国务院办公厅下发《关于进一步加强食品药品监管体系建设有关事项的通知》，要求充分考虑食品药品监管的专业性、技术性和特殊重要性，保持食品药品监管体系的系统性。

2015年4月24日，第十二届全国人大常委会第十四次会议修订《食品安全法》，从2013年10月～2015年4月历时1年半的时间，历经全国人大常委会两次审议，三易其稿后终获通过，从法理理念上来看，主要是实现了从以“食品卫生”管理向“食品安全”管理的转变。这部新修订的《食品安全法》被称为“史上最严”重典治乱，加大对各类违法行为的处罚力度，“最严厉的处罚”有八大亮点，包括以刑事责任为先、最高处罚30倍、增加行政拘留、五年市场禁入、多次违法吊销许可证、网购食品出问题网站赔偿损失、惩罚性赔偿最低1000元、确立首负责任制等。

2016年2月6日，国务院发布中华人民共和国《食品安全法实施条例（2016修订）》。

2016年10月1日起正式实施《网络食品安全违法行为查处办法》。

2016年12月18日，由中华人民共和国国家卫生和计划生育委员会、中华人民共和国农业部、国家食品药品监督管理总局发布，《食品安全国家标准食品中农药最大残留限量 GB 2763—2016》代替 GB 2763—2014《食品中农药最大残留限量》国家标准，规定了433种农药在13大类农产品中4140个残留限量，较2014版增加490项，基本涵盖了我国已批准使用的常用农药和居民日常消费的主要农产品。

2017年2月14日，国务院发布《“十三五”国家食品安全规划》（国发〔2017〕12号）。

2017年9月5日，食品药品监管总局局务会议审议通过《网络餐饮服务食品安全监督管理办法》，自2018年1月1日起施行。

2018年3月13日，十三届全国人大一次会议审议国务院机构改革方案，组建国家市场监督管理总局，不再保留国家食品药品监督管理总局。这既标志着市场监管进入了一个新阶段，也是食品安全监管进入了一个新阶段，不再由各部门各管一段，而是建立了从农产品种植养殖、生产、储藏、流通直至餐饮环节的全过程严格监管机制，全面推进食品安全监管法治化、标准化、专业化、信息化建设。实行“预防为主、风险管理、全程控制、社会共治”的食品安全基本原则，明确规定了食品药品监督管理总局以及卫生、工商等部门的职责，强化了食品安全的基层监管。强调食品生产经营者的主体责任、食品安全的源头治理，以及社会媒体和广大人民群众作为监督食品安全的重要补充，共同参与到食品安全监管，弥补行政监督的不足和滞后。

2018年7月，国家市场监管总局发布《餐饮服务食品安全操作规范》，于2018年10月1日起施行。内容涉及餐饮服务场所、食品处理、清洁操作、餐用具保洁以及外卖配送等餐饮服务各个环节的标准和基本规范。

2018年11月6日，国家卫生健康委员会印发《关于印发2018年度食品安全国家标准立项计划的通知》。该计划制定/修订63项食品安全国家标准，涉及食品产品标准、营养与特殊膳食食品标准、食品添加剂质量规格标准等。

2018年12月29日，第十三届全国人大常委会第七次会议《关于修改〈中华人民共和国产品质量法〉等五部法律的决定》对《食品安全法》作了修正。新法作为一部保证食品质量、保障人民群众饮食安全的法典，必将对食品监管、食品行业发展以及消费者的饮食安全带来直接影响。

2019年1月8日，市场监管总局联合工信部、公安部、民政部、住房和城乡建设部、农业农村部、商务部、文旅部、卫生健康委、广电总局、中医药管理局、药监局、网信办等开展的整治“保健”市场乱象百日行动拉开帷幕。13部门在全国范围内，针对6个重点行业及领域、4类重点场所及区域和10类重点违法行为集中开展为期100天的联合整治。截至2019

年4月18日，全国共出动执法人员274.1万人次，针对重点行业、重点领域、重点商品进行监督检查，其中检查社区、公园、广场等人员密集场所28.2万个，检查宾馆、酒店等重点场所38.3万个，检查“保健”类店铺73.1万个，检查旅游景区、农村场镇、农村集市、城乡接合部等重点区域21.9万个。开展行政指导、行政约谈6.4万次，开展宣传活动19.1万次，开展协作执法4.2万次，清理虚假信息9.7万条，整改网站、APP、公众号1428个，关闭网站、APP、公众号3877个，撤销所涉直销产品备案49个，吊销食品经营许可证54户，吊销营业执照90户，捣毁制假售假窝点465个。执法办案方面，全国共立案21152件、案值130.02亿元、结案9505件、罚没款6.64亿元，移送司法机关案件446件，受理消费者投诉举报4.4万次，为消费者挽回经济损失1.23亿元。2019年9月至12月20日，“百日行动”进入“回头看”阶段，国家整顿“保健”市场的“打”“清”“教”“归”四部曲再次升级，“百日行动”升级为“天天行动”。

2019年2月，教育部、市场监管总局、卫生健康委联合印发《学校食品安全与营养健康管理规定》。《规定》共8章64条，包括总则、管理体制、学校职责、食堂管理、外购食品管理、食品安全事故调查与应急处置、责任追究等内容。

2019年3月26日，国务院第四十二次常务会议修订通过《中华人民共和国食品安全法实施条例》，自2019年12月1日起施行。修订后的《条例》共10章86条。

2019年4月1日，由教育部、国家市场监管总局、国家卫健委联合印发的《学校食品安全与营养健康管理规定》正式施行，规定明确要求，中小学、幼儿园应当建立集中用餐陪餐制度，每餐均应当有学校相关负责人与学生共同用餐，做好陪餐记录，及时发现和解决集中用餐过程中存在的问题。

2019年5月9日，党中央国务院首次发布食品安全治理纲领性文件《中共中央国务院关于深化改革加强食品安全工作的意见》发布。2019年2月24日，中办、国办印发《地方党政领导干部食品安全责任制规定》。《规定》对地方党政领导干部食品安全职责、考核监督、奖惩等作出明确规定，涵盖了食用农产品质量安全监管、食品安全监管及食品安全相关领域工作的责任。

2019年6月7日是首个世界食品安全日。联合国粮农组织当天在罗马总部呼吁，希望人们积极参与世界各地的线上和线下活动，加强对食品安全的关注。今年世界食品安全日的主题是“食品安全与每个人都息息相关”。农产品质量安全水平、加强食品抽检和核查处置、防范重点区域食品安全风险等。

2019年6月12日，为进一步规范食品安全标准管理，国家卫生健康委办公厅印发《关于进一步加强食品安全地方标准管理工作的通知》，就做好食品安全地方标准管理、开展地方标准清理等工作作出专门要求。

2019年9月10日，国家市场监管总局印发《关于规范使用食品添加剂的指导意见》。《意见》要求，食品生产经营者对生产加工的食品应当制定产品标准或者确定产品配方，按照《食品安全国家标准　食品添加剂使用标准》（GB 2760）规定的食品添加剂的使用原则、允许使用的食品添加剂品种、使用范围及最大使用量或残留量，规范使用食品添加剂。2019年10月14日国务院新闻办公发布《中国的粮食安全》白皮书。白皮书全面介绍了中国粮食安全现状及取得的成就，重点阐述了1996年特别是党的十八大以来我国在保障粮食安全方面实施的一系列方针政策和举措办法，介绍了中国粮食对外开放和国际合作的原则立场，并提出了未来中国粮食问题的政策主张。

2019年10月31日，国务院公布修订后的《中华人民共和国食品安全法实施条例》（以下简称《条例》）自2019年12月1日起施行。《条例》共10章 86条。这次《条例》的修订细化了食品安全法的原则规定，强化了对违法违规行为的惩罚，实化了针对具体问题的监管举措，优化了风险管理制度机制，固化了实践中行之有效的做法。

2019年11月24日，“中国食品安全法治大会（2019）”在北京隆重举行。会议以“食品安全法实施十周年暨食品经营领域放管服改革的法治保障”为主题，系统回顾了中国食品安全法治建设和实施的十年历程，并就食品经营领域“放管服”改革的良好实践、法治保障等议题深入探讨。2019年，各省区市人大、政府和市场监管部门积极推进食品安全地方立法，共有6地启动食品安全地方立法修订工作。其中，广西制定《广西壮族自治区食品安全条例》，北京制定《北京市小规模食品生产经营管理规定》，新疆制定《新疆维吾尔自治区食品小作坊、小餐饮店、小食杂店和食品摊贩管理条例》，广东修订《广东省食品安全条例》，黑龙江修订《黑龙江省食品安全条例》，上海修订《上海市小型餐饮服务提供者临时备案监督管理办法》等。据统计，截至2019年年底，全国已有29个省、自治区、直辖市制定出台了食品安全地方立法。

2019年12月4日，教育部、国家发展改革委、财政部、国家卫生健康委、国家市场监管总局联合印发《关于进一步加强农村义务教育学生营养改善计划有关管理工作的通知》，要求农村地区学校食堂（伙房）要由学校自办自管，不得对外承包或委托经营。学校食堂（伙房）结余款项应滚动用于营养改善计划，不得挪作他用，确保每一分钱都吃到学生嘴里。对违反食品安全法律法规、发生食品安全事件、擅自降低供餐质量标准或随意变更食谱的，有关部门要严肃追究相关单位和个人责任，并列入“黑名单”，禁止参与学校供餐。

2021年3月，根据《食品安全法》规定，国家卫生健康委、市场监管总局联合印发2021年第3号公告，发布50项新食品安全国家标准和4项修改单。本次公布的标准主要包括：《婴儿配方食品》等3项营养与特膳食品标准、《食品添加剂碳酸钠》《食品中总酸的测定》等4项检验方法与规程标准，以及《食品中污染物限量》第1号修改单等4项修改单。上述食品安全国家标准的修订充分考虑群众健康权益，兼顾食品产业发展需求，为食品安全监管所需，2021年4月12日，海关总署接连公布《中华人民共和国进口食品境外生产企业注册管理规定》（海关总署令第248号）和《中华人民共和国进出口食品安全管理办法》（海关总署令第249号），由此掀开进出口食品安全监管新篇章。上述两个部门规章于2022年1月1日起正式实施。这将成为海关系统坚持安全第一、预防为主、风险管理、全程控制、国际共治的原则，开展进出口食品安全活动的具体行动指南。标准制定、修订过程充分征求了社会各方意见并向世贸组织通报。

2021年9月1日，市场监管总局围绕农副产品、百姓生活相关领域，集中发布一批重要国家标准，包括：《畜禽肉分割技术规程猪肉》《冷却肉加工技术要求》《畜禽肉品质检测近红外法通则》《家禽孵化良好生产规范》《果品质量分级导则》《结构用竹集成材》等国家标准，充分发挥“标准为民”作用。

2021年9月9日，农产品质量事关人民群众身体健康。会议通过《中华人民共和国农产品质量安全法（修订草案）》。草案全面落实食品药品安全“四个最严”要求，进一步加强农产品生产经营全过程管控。明确生产经营者主体责任、地方政府属地责任和相关部门监管责任。建立食用农产品质量安全追溯制度。完善监督措施，强化问责执法，大幅提高对违法违规行为的惩处力度。会议决定将草案提请全国人大常委会审议。

2021年11月3日，市场监管总局第十五次局务会议通过修订后的《食品生产经营监督检查管理办法》，自2022年3月15日起施行。

思考题

1. 如何理解不同时期我国对食品安全的法律法规制订的背景？
2. 请你查阅相关食品安全的案例，并进行法律分析。

第2章

影响餐饮业食品安全的因素

◎ 学习目标

本章重点学习影响食品安全的多种因素，了解和掌握控制这些因素，保障食品安全措施，了解这些因素对食品危害的原因，从而控制其危害发生。

◎ 学习目的

了解和掌握引起食品危害的各种因素，加强对食品安全的认识，有助于在具体食品加工过程中控制食品危害，保障人民的生命安全。

◎ 学习重点

1. 各种食品危害的原因；
2. 控制食品危害的方法和措施。

第一节 食品生物性危害

餐饮食品的生物性危害主要来自细菌、病毒、真菌、寄生虫类病原生物，以及具有传播病原作用的病媒生物两大方面。病原生物常由食物或水作为载体，引发消化道疾病，如食物中毒、食源性传染病、食源性寄生虫病。但病原体进入人体消化道以后，是否必然发病，其病害的程度如何，是由病原生物本身的毒力、感染的数量和人体的免疫力等多种因素所决定的。

一、食物中毒

健康人吃下正常数量、外观呈可食状态的有毒食物所引起的中毒，称为食物中毒。食物中毒在临床上以急性肠胃炎为主要症状，无传染性。食物中毒按毒物种类和性质的不同，可以分为细菌性食物中毒、真菌性食物中毒、有毒动植物中毒、化学污染物中毒、酸败油脂中毒五大类。

（一）细菌性食物中毒

1. 概述

细菌性食物中毒一般发生于每年的5～10月。由于气温高、湿度大，最利于细菌的滋生繁殖。另外，此时期内人体防御能力较低，也是造成细菌性食物中毒的诱因。细菌性食物中毒发病急，多为集体发病，在吃下被污染食物后呈急剧暴发性发病。如能及时抢救，一般病程短，恢复快，病死率低。

2. 细菌性食物中毒类型及常见原因

细菌性食物中毒的类型按发病机理可分为感染型、毒素型、混合型三种类型。细菌性食物中毒的常见原因有生熟交叉污染（如熟食品被生的食品原料污染，或接触熟食品的容器、手、操作台等被生的食品原料污染等）、食品储存不当（如易腐原料、半成品食品在不适合温度下长时间储存）、食品未烧熟煮透（如食品烧制时间不足，使食品加工时中心温度未达到70℃）、从业人员带菌污染食品（如从业人员患有传染病或是带菌者，操作时通过手部接触等方式污染食品）、再加热不当（经长时间储存的食品食用前未彻底再加热至中心温度70℃以上）和食用生食品（进食未经加热处理的生食品）。

3. 细菌性食物中毒的预防与疾病控制

预防细菌性食物中毒的措施，多围绕隔离细菌源与防止二次污染、调节温度与时间的组合延缓细菌生长、消灭病原体三方面进行。

（1）避免污染　即避免熟食品受到各种致病菌的污染，如避免生食品与熟食品接触、经常性洗手、接触直接入口食品者还应消毒手部，保持食品加工操作场所清洁，避免昆虫、鼠类等动物接触食品。

（2）控制温度　即控制适当的温度以保证杀灭食品中的微生物或防止微生物的生长繁殖。如加热食品应使中心温度达到70℃以上。储存熟食品，要及时热藏，使食品温度保持在60℃以上，或者及时冷藏，把温度控制在10℃以下。

（3）控制时间　尽量缩短食品存放时间，不给微生物生长繁殖的机会。熟食品应尽快吃掉，食品原料应尽快使用完。

（4）控制加工量　食品的加工量应与加工条件相吻合。食品加工量超过加工场所和设备的承受能力时，难以做到按卫生要求加工，极易造成食品污染，引起食物中毒。

（5）清洗和消毒　这是防止食品污染的主要措施。对接触食品的所有物品应清洗干净，凡是接触直接入口食品的物品，还应在清洗的基础上进行消毒。一些生食的蔬菜水果也应进行清洗消毒。

4. 常见细菌性食物中毒

（1）沙门菌食物中毒　沙门菌是无芽孢的兼性厌氧细菌，属杆菌类。由沙门菌引起的食物中毒在我国内地发生的细菌性食物中毒中最为常见，是一种感染性中毒。沙门菌中毒常见症状包括恶心、呕吐、腹泻，全身发热。沙门菌主要来源于肠道，如分布于家畜、家禽的肠道，也可污染其他组织，但这些动物并没有任何污染的症状。

引起沙门菌中毒的代表性食物有肉类、禽类、蛋类、熏鱼、生沙拉。豆制品和糕点有时候也引起中毒。

只要把食物彻底烹煮过，再快速冷却，就可以预防沙门菌食物中毒。沙门菌不耐热，用通常的烹调方法就可以杀死。

（2）致病性大肠杆菌食物中毒　大肠杆菌是埃希菌属细菌的俗称。有几种大肠杆菌是无害的，是人畜肠道中的常见菌，但也有些大肠杆菌携带产毒基因或产生肠毒素引起腹泻，严重的会有类似霍乱或痢疾的症状。大肠杆菌有O、K、H三种抗原。大肠杆菌O-157：H7为肠出血性大肠杆菌，产生肠毒素，造成肠出血，有10%可发展为肾出血。主要症状是突发性腹痛，并危及肝、肾。在小儿中常导致溶血性尿毒综合征，威胁生命。

大肠杆菌属人畜粪便中的正常菌群，受粪肥灌溉的蔬菜普遍带菌，水质受粪便污染的可能性也较大；畜禽屠宰过程中割破肠管会使肉中带菌；鸡蛋刚生下即受到污染；厨师接触生的原料后手上细菌还可能向熟食品转移。

大肠杆菌菌体不耐热，通常的烹调方法就可以杀死，但其肠毒素有不耐热性肠毒素和耐热性肠毒素之分。不耐热性肠毒素对热不稳定，60℃加热30min即被灭活；耐热性肠毒素对热稳定，100℃加热30min不被破坏，仍然保持其活性，被该毒素污染的食品原料即使经烹制成熟，仍有引起食物中毒的风险。

（3）副溶血性弧菌食物中毒　副溶血性弧菌是分布极广的一种近海嗜盐性弧菌。副溶血性弧菌引起的食物中毒，潜伏期2～48h不等，但通常是在吃了受感染的食物后10～20h出现症状。主要症状为腹痛、腹泻、呕吐、发热、发冷、胃痉挛等。一般2～5d后痊愈。

副溶血性弧菌主要分布于海水及沿海淡水中。可在海洋生物及海水中找到，能使人的红细胞发生溶血而致病。在沿海地区的夏秋季节，常因食用大量被细菌污染的海产品而引起食物中毒。在非沿海地区则常由食用带菌的腌菜、腌鱼、腌肉等腌制食品发生中毒。副溶血性弧菌食物中毒过去在日本报道最多，主要与多数人食用生鱼片有关。

副溶血性弧菌不耐热，带菌原料经过适当烹调即可杀死。蒸煮时需加热100℃并持续30min。将海产品冷冻可以减少副溶血性弧菌感染的机会。餐饮业依靠食醋杀菌和低温冷却来控制水产品细菌数，加工生食的海蜇皮等凉拌菜时应先洗净后再在开水中烫几分钟，加入食醋浸渍时间达10min，然后再加其他调料拌食。对生鱼片目前主要依靠芥末酱来杀菌。

（4）金黄色葡萄球菌食物中毒　金黄色葡萄球菌对外界抵抗力较强。在有氧或无氧的环境下皆可存活，多数情况下产生黄色或金色色素，是一种致病性细菌。金黄色葡萄球菌本身不耐热，但它产生的肠毒素却较为稳定而不会被破坏。葡萄球菌的肠毒素是种蛋白质，它不会改变食物的色、香、味。从食入带有毒素的食物到发病，一般为2～4h，主要症状为恶心，剧烈反复呕吐，上腹部剧烈疼痛，腹泻和水样便，体温一般正常。极个别人因剧烈呕吐、腹泻可造成脱水而虚脱或循环衰竭。病程1～2d，预后良好。

金黄色葡萄球菌广泛存在于空气、土壤、水中及一些物品上，人和动物的皮肤表面以及天然孔和腔道如鼻腔、咽喉中，粪便、毛发、伤口部位带菌数会很高。食品在烹调之后一经与带菌者接触即被污染。引起金黄色葡萄球菌食物中毒的食物有奶、肉、禽、蛋、鱼及其制品。经常易被污染的是奶油蛋糕、奶茶、荷包蛋、糯米凉糕、凉粉、高蛋白食品制作的剩菜、布丁、鸡蛋沙拉、奶酪等，以及一些冷食和稍微加热的食品。金黄色葡萄球菌是化脓性球菌之一，化脓部位常常是食物中毒病原的发生地，如疮疖、痈、痘、急性呼吸道感染，口腔鼻腔炎症的患部，患有乳腺炎的乳牛的乳，带有化脓性感染的牲畜肉。操作人员在工作间隙不经意抓搔、抠鼻、掏耳后，未经消毒接触直接入口食品，易造成病菌传播。

用加热的方法很容易将葡萄球菌杀死，但肠毒素比细菌体更能够抗热，能在100℃ 沸水中存活30min以上。因此，虽然食物中没有活细菌，但有葡萄球菌产生的毒素仍能使食物有毒。葡萄球菌与其他食物中毒病原菌相比，还能在更高浓度的含盐食品中生长。

（5）肉毒梭菌毒素食物中毒　肉毒梭状芽孢杆菌简称肉毒梭菌，是一种厌氧菌，它在厌氧条件下生长得最好。它是一种梭状杆菌，有芽孢。芽孢对热、酸有极强的抵抗力。它所产生的毒素称为肉毒毒素，是现今已知的毒素中毒性最剧烈的一种。被人食用后，产生神经麻痹症状。肉毒梭菌食物中毒潜伏期一般为1～7d。肉毒毒素中毒时引起运动神经麻痹、脑神经麻痹，却无常见的呕吐、腹泻等症状。发病初期症状为头晕头疼口干，继而吞咽困难，咽喉肌和膈肌麻痹，丧失反应能力。严重者在3～10d内因呼吸困难及心肌麻痹而死亡。如果患者得以幸存，麻痹状态可能延续6～8月。本病病死率高达50%。

肉毒梭菌为腐生菌，广泛分布于土壤和动物粪便中以及植物和水体中，借其芽孢可以长期存活。污染食品后，在适宜条件下可以大量繁殖并产生毒素。引起中毒的食品多因受到带菌的土壤、尘埃或受到粪便污染所致。如美国常见于家庭自制的蔬菜和水果罐头，欧洲常见于腊肠、冷熏鱼类制品，日本常见于发酵型生鱼制品。在我国多由植物性食品如臭豆腐、豆豉、豆酱、面酱等家庭式作坊自制发酵食品引起，也见于肉类和其他食品，如罐头、腊肉、熟肉等。

肉毒梭菌能产生芽孢，这种芽孢能经受普通的烹煮而存活下来。但肉毒毒素并不耐热，于100℃水中烹煮10～20min可完全破坏。罐头食品的杀菌工艺都是以杀灭肉毒梭菌芽孢为基准，因此一般市售罐头食品是没有风险的。亚硝酸钠对杀灭肉毒梭菌有特效，国际上许多国家都允许香肠、火腿等肉制品中加入适量的亚硝酸钠。

（6）蜡样芽孢杆菌食物中毒　蜡样芽孢杆菌是一种连锁状杆菌，像梭菌一样，条件不利于生长时能形成芽孢，但不同的是它是需氧菌，有氧才能生长。这类食物中毒发作很突然，而且往往又很快，但大多数情况下不会致人死亡。蜡样芽孢杆菌可产生肠毒素，引起毒素性食物中毒。肠毒素又有呕吐毒素和腹泻毒素两种。症状为呕吐、腹痛，部分人腹泻。

蜡样芽孢杆菌分布于土壤和水中，其芽孢通常出现于谷物中，特别是大米和玉米粉中，香料中也存在。食品在加工、运输、储藏、销售等各个环节均易受到自然界病菌的污染，不洁容器炊具的交叉感染，食品从业人员的操作污染。受污染的食品如放在较高温度处，芽孢发芽形成繁殖体，迅速繁殖并产生耐热毒素，食前不加热或加热不彻底，就可能引起中毒。引起中毒的食品种类繁多，我国主要为米饭、米粉，少数为肉类和豆类食品。引起中毒的食品，除米饭有时微黏，入口不爽或稍带异味外，大多数食品感官正常，无腐败变质现象。

借助加热不易消灭蜡样芽孢杆菌的芽孢，它能经受大多数蒸煮过程而存活下来。芽孢不能繁殖，但如果食物慢慢地冷却，或在供应前保持温热一段时间，芽孢就会出芽，形成繁殖体，并在这种温度下迅速繁殖，产生毒素。繁殖体不耐热，100℃20min即可灭活。呕吐毒素耐热，126℃90min不被破坏，常在米饭类食品中形成。腹泻毒素不耐热，45℃30min或56℃5min均被破坏，它可在多种被污染的食品中形成。

（二）真菌性食物中毒

1. 概述

霉菌毒素是某些霉菌在其所污染的食品中产生的有毒代谢产物。目前已知的霉菌毒素已有200种左右。一种霉菌毒素往往可以由多种霉菌产生，这种霉菌产毒的不专一性与细菌产毒有很大不同。霉变大米呈黄色故称“黄变米”，曾在日本引起大型食物中毒事件，从黄变米中同时分离出黄绿青霉、橘青霉和岛青霉等多种霉菌。

不同霉菌毒素对人体毒性作用不同，按其毒性作用的性质可分为肝脏毒、肾脏毒、神经毒、致皮炎物、细胞毒及性激素样作用等。如黄变米中的黄绿青霉毒素损害神经系统功能、橘青霉毒素损害肾脏功能、岛青霉毒素损害肝、肾及心血管功能。

霉菌产毒往往只限于少数产毒霉菌，而产毒菌种中也只有一部分菌株产毒。被霉菌毒素污染的食物，有时表观上并无霉变迹象，但随食物被人体摄入后，其中毒表现是多种多样的，如急性中毒、慢性中毒、致癌、致畸、致突变等。

2. 典型的霉菌毒素中毒

我国历史上曾发生过的典型霉菌毒素中毒有霉变甘蔗中毒、小麦赤霉病中毒、黄曲霉毒素中毒等。

（1）霉变甘蔗中毒　甘蔗如发生霉变，则有中毒甚至死亡的风险。其发生霉变主要是由于甘蔗在不良的条件下长期储存，如过冬，导致微生物大量繁殖所致。霉变甘蔗质地较软，瓤部的色泽比正常甘蔗深，一般呈浅棕色，闻之有霉味，其中含有大量的节菱孢霉及其毒素3-硝基丙酸，后者对神经系统和消化系统有较大的损害。

临床表现主要症状有呕吐、头昏、视力障碍，眼球偏侧凝视、阵发性抽搐、抽搐时四肢强直、屈曲、内旋、手呈鸡爪状、昏迷。

预防措施：发生霉变甘蔗不买、不吃霉变甘蔗，不用霉变甘蔗加工现榨果汁。发生中毒后应尽快洗胃、灌肠，以排出毒物，并对症治疗。

（2）小麦赤霉病与霉变玉米中毒　我国很早就知道小麦赤霉病可引起人畜中毒。1960年以后，全国特别是长江流域各省均有小麦赤霉病、霉变玉米中毒报告，中毒病的发生往往与麦谷类赤霉病的流行有关。麦类、玉米等谷物被镰刀菌侵染引起的赤霉病是一种世界性病害，它的流行除了造成严重的减产外，还会引起食物中毒。赤霉病多发生于多雨、气候潮湿地区，在全国各地均有发生，以淮河和长江中下游一带最为严重。中毒食品为赤霉病麦、霉变小麦、霉变玉米等，小麦赤霉病食物中毒多发生在麦收季节（5 ~ 7月），霉变小麦、霉变玉米食物中毒可发生于任何季节。潜伏期一般0.5 ~ 2h，短者10 ~ 15min，长者4 ~ 7h。

临床表现主要症状有胃部不适、恶心、呕吐、头痛、头晕、腹痛、腹泻等症状，还可有无力、口干、流涎，少数患者有发热、颜面潮红等。

预防措施：去除或减少粮食中的病粒、毒素；加强生产和储藏期的防霉工作，包括选用抗霉品种、使用杀真菌剂、及时脱粒晾晒降低水分、勤翻晒及通风等；制定粮食中毒素的限量标准，加强粮食的卫生管理。

（3）黄曲霉毒素中毒　黄曲霉毒素是由黄曲霉和寄生曲霉产生的一类代谢产物。具有极强的毒性和致癌性。黄曲霉毒素耐热，一般在烹调加工的温度下很少破坏。在280℃时，发生裂解，其毒性可被破坏。紫外线对黄曲霉毒素有低度破坏性。黄曲霉毒素主要作用于肝脏，出现中毒性肝炎，中毒症状为食欲差、呕吐、发热，接着出现黄疸、腹水、下肢浮肿，甚至死亡。黄曲霉毒素持续摄入所造成的慢性毒性，其主要表现是生长障碍，肝脏出现亚急性或慢性损伤及致癌作用。

黄曲霉毒素主要污染粮食和油料作物，例如，玉米、花生、花生油。大豆中产毒量较低，原因之一是大豆受黄曲霉侵染后能激发产生大豆保卫素，抑制毒素的形成。我国长江沿岸以及南方高温、高湿地区的粮油及其制品黄曲霉毒素污染严重。

预防措施有：去毒法（如挑除霉粒、碾轧加工、脱胚去毒、加水搓洗、烘烤加热、加碱去毒、精深加工）和防止污染（如花生、玉米收割后迅速干燥）。

二、食源性传染病

在人类食品中，来自动物源性的食品占有重要比例，是人类营养的重要来源。动物往往由于在生活过程中感染疫病，致使在其肉、奶、蛋中感染某些病原生物，并可能污染水体、灌溉的蔬菜及水生动植物等，如果缺乏食品卫生知识、加工烹调与饮食习惯不当，会引发传染病的流行。传染病根据传染源不同可分为人体传染病、动物传染病、人畜共患传染病三类。

食源性传染病也常称为消化道传染病，包含可能使人通过饮食感染的各种动物病、人病，也包括以食品作为传播途径的人与动物共患性疾病，因而预防这类疾病比预防食物中毒任务要艰巨得多。

（一）细菌性传染病

1. 炭疽

炭疽杆菌引起的人畜共患传染病称为炭疽。该菌主要从皮肤侵入引起皮肤坏死，形成焦痂、溃疡、脓肿和毒血症，也可引起肺和肠的病变。炭疽杆菌是一种需氧性芽孢杆菌。在形成芽孢前对外界（日光、热、化学消毒剂等）抵抗力低下，但形成的芽孢具有很强的抵抗力，高温不能灭活，在动物尸体及其污染的环境和泥土中能存活多年。

对食品的污染：可能患病的动物有牛、马、羊、骡、猪、犬等，以草食动物多见。接触病畜肉或血液、皮、毛、畜舍周围空气均可感染。食入带菌的畜肉、奶或被污染的其他食品，可引起发病，轻者有急性肠炎、腹泻、呕吐、腹痛及水样便，重者形成类炭疽，并有生命危险。

2. 结核病

结核分歧杆菌是一种很细小的分枝状杆菌。由结核分歧杆菌引起的人畜共患的慢性传染病称为结核病，它是一种古老的疾病，曾经是流行广泛、造成死亡最多的疾病之一，民间多称为“痨病”。结核病在人群集聚的地方都可能存在和发生传播，现在仍是重要的传染病。可经过呼吸道、消化道等途径进入人体，侵入全身器官，造成肺、肠、胃、淋巴结多种组织的结核病，尤以肺结核占多数。结核分歧杆菌耐干燥，在干燥痰中能存活2～8个月。

病菌可由飞沫或痰液通过空气经呼吸道传播，还可通过病人用过的餐具、用具及与病人共餐、进食被结核分歧杆菌污染的食物而感染。人也可能通过食用未经消毒的结核病病牛的肉或牛奶而引起。肺结核临床表现以疲乏无力、食欲减退、午后微烧、面部红晕、夜间盗汗、咳嗽为主要特征。

3. 李斯特菌病

单核细胞增生性李斯特菌所引起的疾病在临床上以单核细胞增生为特征。本病可经消化道感染，也可经眼结膜、破损皮肤发生接触性感染，还可经呼吸道感染及昆虫传播。不同人群可分别引起脑膜炎、败血症、心内膜炎、皮炎等剧烈症状，属人畜共患病。

李斯特菌广泛分布在土壤、水中，易感动物包括人、其他哺乳动物、禽类、鱼类和甲壳动物，尤其牛、兔、犬、猫最为易感。这种细菌的特点是低温下能生长，在4～6℃ 的冰箱中还能繁殖。因此，放在冰箱中的食品，或经冷藏运输的食品，如有此菌存在，它们都可生长并使人致病。此菌还可以通过水源、食品原料、厨房食物制作中任何一个环节的污染传播给人类，但主要的传播食品有四种：牛奶及牛奶制品、牛肉、蔬菜与沙拉、海产品。

李斯特菌在60℃10min可杀死，但食品中的李斯特菌对蒸煮过程抵抗力较大，因此，蒸煮不能作为从食品中除菌的有效手段。李斯特菌在-20℃可存活一年，因其能在极端环境下生存，常被称作“超级细菌”。对速冻食品实施核辐照灭菌，可以彻底杀灭病原体。

4. 痢疾

病原为痢疾志贺菌。痢疾随食物和水等经口感染而引起。其主要表现是腹泻、腹痛、里急后重、排黏液脓血便，可伴有发热及全身中毒症状。急性期一般数日即愈。少数病人因治疗不彻底，可转为慢性。

痢疾志贺菌仅寄生在人的身上，因此如果发生细菌性痢疾，那一定是有人在某个时期携带细菌的结果。带有痢疾志贺菌的食品制作者上厕所后没有洗手就去接触食物，使食物污染，可能引起事故。另外，如果厨房里有了苍蝇等害虫，也可能会将细菌从感染的排泄物传播到食品上。

5. 霍乱

霍乱弧菌可引起霍乱，这种疾病对人体危害严重。本病发病急、传播快，是亚洲、非洲大部分地区人群腹泻的重要原因，属国际检疫的传染病。其症状为十分严重的腹泻和呕吐，结果会导致病人脱水。霍乱病人死亡率很高。

本病通常由污染的水传播。但有时也由食物传播，如鲜鱼、鲜贝以及水果、蔬菜。苍蝇是重要的传媒。

（二）病毒性传染病

1. 甲型肝炎

甲型肝炎是由甲肝病毒经肠道引起的最常见的急性传染病。甲型肝炎病毒是一种球形颗粒。甲型肝炎患者在发病前2周和发病后1周从粪便中排出甲肝病毒的数量最多，甲肝病毒经口进入人体后，经肠道进入血液，引起病毒血症，经过1周后才到达肝，随即通过胆汁排入肠道并出现在粪便之中。甲型肝炎在临床上分黄疸型和无黄疸型。潜伏期15～45d，平均30d，早期症状为发热、乏力、恶心、厌食及呕吐，食欲不振，部分病人有腹胀或腹泻症状。病人多有肝脏肿大与压痛。无黄疸患者病情较轻，容易康复。

甲型肝炎病毒对外界的抵抗力较强，能耐受60℃1h，但于100℃加热1min可全部灭活。甲型肝炎病毒主要通过消化道传播，水源或食物被污染时可造成暴发性流行病毒传播。

常见的污染食品为冷菜、水果和果汁、乳制品、蔬菜、贝类和冷饮。其中水、沙拉和贝类是最常见的污染源。

2. 乙型肝炎

乙型肝炎的病原体为乙型肝炎病毒，疾病的主要表现为慢性肝炎，并可发展为肝硬化和肝癌。乙型肝炎病毒对外环境抵抗力很强，对低温、干燥、紫外线均有耐受性。在60℃环境4h仍然稳定，经100℃高温20min或120℃高压蒸汽加热15min才能灭活。病人、病毒携带者是乙型肝炎的传染源。可经血液和日常生活密切接触等传播。人体对病毒性肝炎普遍易感，感染后可产生免疫力，但各型肝炎病毒之间无交叉免疫。

蔬菜瓜果在生长过程中，被带病毒的粪肥灌溉，食用前冷拌生食而未经加热处理，即可引起感染。食品受苍蝇叮爬，接触污水或未消毒的手，病毒可向食品中转移。餐饮业餐具共用，不履行消毒程序，病人接触的餐具、盛装的菜肴、面点可能会受污染。病人与健康人共同进餐时，未实行分餐制，筷勺混用，病毒可经病人的筷勺转移到餐桌食品中，健康人进食即引起感染。健康人的手接触病人用过的计算机键盘、电话机、门把手、水龙头后未消毒直接手抓食品，均可导致媒介中的病原污染食品。

3. 禽流感

流行性感冒简称流感，是指由正黏病毒科的流行性感冒病毒引起的人群中快速传播的卡他热性流行病。流感是人类、马、猪和各种禽类的多种自然感染和疾病的病因，通常侵害上呼吸道。禽流感是由禽流感病毒引起的一种家禽和野禽的高度接触性传染病，又称真性鸡瘟或欧洲鸡瘟。按病原体类型的不同，禽流感可分为非致病性禽流感、低致病性禽流感、高致病性禽流感三类。非致病性禽流感不会引起明显症状，仅使染病的禽鸟体内产生病毒抗体。低致病性禽流感可使禽类出现轻度呼吸道症状，食量减少，产蛋量下降，出现零星死亡。高致病性禽流感最为严重，发病率和死亡率均高，感染的鸡群常常全军覆没。历史上高致病性禽流感都是由H5和H7引起的。

病禽、带毒禽是主要的传染源。鸭、鹅等家养水禽和野生水禽在本病传播中起重要作用，候鸟也可能起到一定作用。禽流感的传播方式有感染禽和易感禽的直接接触和与病毒污染物的间接接触传播两种。可以直接通过接触活的禽类动物、可能的污染禽类产品传播，但禽流感病毒可在污染的禽肉中成活很长时间，可以通过污染食品如冻禽肉进行传播。禽流感病毒主要存在于病禽或感染禽的消化道和呼吸道，也存在于病禽的所有组织中，如血液、蛋中，食用污染的蛋是危险的。禽流感在鸭类中除了经粪便—水—口传播途径外，口—水—口也是主要的传播途径。病毒在37℃粪便中存活6d，4℃粪便中存活35d，因此，普通的食品保藏方法对病毒的损伤不大。禽流感的发生无明显的季节性，但常常以冬春季气温较低时多发。

三、食源性寄生虫病

（一）绦虫的危害

绦虫的发育经历卵、蚴、成虫3个阶段。绦虫虫体分节或者不分节，缺少口和消化管，多数雌雄同体，有的幼虫期有纤毛，均营寄生生活。猪、牛、鱼是某些绦虫的主要宿主。绦虫的卵可以存在于施肥蔬菜中，或用污染的水源清洗引起带染。人摄入带卵食品后孵化出蚴，穿过肠道、游走到肌肉、脑和身体其他部位，再形成包囊，出现疼痛及丧失劳动力，引起严重后果。在肉和鱼肉内可能含有绦虫的幼虫——蚴，人也可因吃下活的带蚴包囊的肉后，在人的肠道中发育为成虫，造成肠梗阻及全身消瘦。

1. 带绦虫和囊尾蚴病

虫有两种：无钩绦虫，见于牛；有钩绦虫，见于猪。带绦虫是成虫，其幼虫叫囊尾蚴或简称囊虫。猪囊尾蚴，肉眼可见白色、绿豆大小半透明的水泡状包囊，包囊一端为乳白色不透明的头节。有大量囊尾蚴寄生的猪肉，乍一看就像是米粒，故一般俗称为“米猪肉”或“痘猪肉”。人因生食或食用未煮熟的“米猪肉”被感染，进入小肠，囊壁破裂，头节伸出，吸附于肠壁，经2～3个月发育为成虫即绦虫。人即出现绦虫病症状：贫血、消瘦、腹泻或便秘。成虫可长期寄生，有的长达25年以上。在人粪便中能不断排出虫卵。人由于食用被粪便污染（带有妊娠节片）的食物和水，可患囊尾蚴病，虫体随血流寄生于皮下组织、四肢、颈背部肌肉等处，引起肌肉痛痒，四肢乏力。

2. 阔节裂头绦虫病

阔节裂头绦虫病是我国近年来新出现的罕见的食源性寄生虫病，如患者因生食淡水鱼，吞食活泥鳅而被感染。阔节裂头绦虫是一种鱼类绦虫。本病呈地方性流行，人是主要的终末宿主，成虫附着于人体小肠黏膜上。虫体末端的孕卵节片中的虫卵排放到粪流中，进入水体。其生活过程要求有两个中间宿主和一个终末宿主。其中第一中间宿主是各种桡足虫类淡水甲壳动物，通常为剑水蚤属和镖水蚤属。第二中间宿主是各种广泛的淡水鱼类，如狗鱼、河鲈、小鲈、江鳕、湖红点鲑、鳗鲡、鱼和白鱼。

感染后许多人并不显现症状，也有出现恶心、疲劳、腰区疼痛、眩晕、四肢麻木、体重减轻，严重者并发贫血症。

（二）线虫的危害

线虫的特征是虫体具三胚层，不分节，左右对称，体腔缺间皮膜，称为原体腔，虫体呈丝状、发状或者圆柱状，横切面圆形。大多数雌雄异体，雌虫常较雄虫长，营寄生生活或者自由生活。线虫有卵生或胎生两种繁殖方式，卵生有卵、幼虫、成虫三个环节构成，胎生只有幼虫、成虫两个环节。

常见食源性寄生线虫有旋毛形线虫、管圆线虫、异尖线虫、蛔虫、钩虫等。一些线虫如蛔虫只有简单的生活史，并不要求中间宿主；有些如旋毛形线虫、异尖线虫先在肉中形成包囊，当人吃下带包囊的肉后，在人体内发育成成虫。而管圆线虫则有两个中间宿主。

1. 旋毛形线虫病

我国旋毛虫病患者达2000万，他们大多喜食烤肉、涮肉、凉拌生肉等。旋毛形线虫简称旋毛虫，是一种细小的线虫，长3～4mm，成虫和幼虫可寄生于同一宿主体内，如人体及猪、狗、猫、鼠等几十种哺乳动物。

旋毛虫病是由旋毛虫寄生于人体骨骼肌所致的一种人畜共患病。有肌肉剧烈疼痛、乏力、发热等症状。人（或动物）吞食含有活的旋毛虫包囊的肉类后，包囊被胃液消化，幼虫脱囊而出，发育为成虫，从幼虫发展为成虫只需要2d。每条成虫又可产幼虫200～500条。这些幼虫随血液循环到达身体各器官，但仅到达横纹肌的幼虫才继续发育，在感染后1个月内在其周围形成梭形包囊。幼虫平均寿命为5～10年。

旋毛虫幼虫包囊对外界抵抗力较强，熏烤、腌制、暴晒等加工方法制作的香肠、腌肉等肉制品常不足以杀死幼虫。

2. 管圆线虫病

管圆线虫病又名嗜酸性粒细胞增多性脑膜脑炎，是广州管圆线虫幼虫侵袭人体中枢神经系统而引发的疾病。广州管圆线虫是由中国学者在广东的鼠肺部首先发现并命名。2003年12月昆明有8人因吃生螺片而感染广州管圆线虫病。2006年6月至2006年8月，北京居民因食用未煮熟的福寿螺暴发广州管圆线虫病，发病达70余例。

该病的潜伏期3～36d。少数患者在进食福寿螺的螺肉数小时后即有腹痛、恶心，有些病人的首发症状为发热、打喷嚏等类似感冒的症状，出现皮肤丘疹。如寄生于人脑脊液，会出现急性剧烈头痛、发热、颈项强直，少数人出现面瘫及感觉异常，如麻木、烧灼感等，一种病例可有瘫痪、嗜睡、昏迷，甚至死亡。幼虫还可经皮肤侵入动物体内。

管圆线虫的中间宿主主要有虾、蟹、螺、蟾蜍、蛙、某些蜗牛等。一些地方大量繁殖了福寿螺，所以现在福寿螺已经成为重要的中间宿主。

四、病媒生物的危害

在所有的多细胞生物中，昆虫甚至比人类还要古老。昆虫的寿命极短，繁殖力极强，进化的速度较快，数量惊人。现在已知的昆虫中有3000种会给人类带来危害，如蟑螂、跳蚤、虱子、马蜂、苍蝇、螨虫、白蚁等。

（一）蟑螂

蟑螂一般喜欢生活在阴暗、温暖、潮湿又有食物和水的场所。它能侵入餐饮业主要加工或制备区域、储存区、办公室和生活区中，在饭店中尤为普遍，几乎所有房间从地板到天花板的各个角落都可能发现其存在。

蟑螂是一种杂食性的昆虫，能吃各种食品及下脚料、动物饲料、垃圾、粪便、痰液、鼻涕、血液、动物尸体等。其中最喜欢吃的是带有香味的含糖食品和各种发酵食品。蟑螂在吃食物时有边吃边排便习惯，同时分泌出一种油气样臭味，因而经蟑螂爬过的食物和餐具会留下难闻的气味，令人厌恶。蟑螂能传播疾病，是许多细菌性和病毒性食源性疾病的传播媒介。蟑螂身上往往带有沙门菌、痢疾志贺菌、绿脓杆菌、霍乱弧菌，以及脊髓灰质炎病毒等50多种不同的病原微生物。蟑螂的体液和粪便一旦进入食品，能造成人体的过敏反应，发生哮喘和过敏性鼻炎等。

（二）苍蝇

苍蝇是比蟑螂危害性更大的昆虫，其种类繁多。苍蝇有家蝇、腐蝇、丽蝇、大头金蝇、绿蝇、麻蝇、厕蝇等。我国至少有1300种。苍蝇的结构可分为头、胸、腹三部分。头下方有一个口器，这个口器平时折叠起来，当舔吸食物时又伸展开来。胸部下方生有三对足，足的末端是苍蝇特有的“爪垫”，其上常常分泌黏液，当它们到处爬行的时候，爪垫上就沾满病菌、病毒。苍蝇吃东西时也会吃进大量病菌，因而它的肠道里也充满了病菌。

苍蝇被认为是最脏的昆虫。这与它喜食的食物种类有关：人畜粪便、脓血、痰液、汗液、动物尸体、腐败食品，也时常光顾人类厨房里的饭菜、瓜果、糖类、牛奶等。而且有边吃边吐边排便的习惯，毫无疑问，它们粪便和肠道的细菌会污染到人类食物上。家蝇能传播60多种传染病和寄生虫病。较多见的疾病有细菌性痢疾、阿米巴痢疾（由一种原虫引起）、伤寒、副伤寒、霍乱、肝炎等。此外，炭疽、结核病、蛔虫病、绦虫与囊尾蚴病以及破伤风（由一种厌氧梭菌引起）等均与苍蝇有关。

知识拓展

食品安全国家标准　预包装食品中致病菌限量

《食品安全国家标准　预包装食品中致病菌限量》（GB 29921—2021）由国家卫健委和市场监管总局发布于2021年9月7日，于2021年11月22日正式实施。

一、标准修订背景

食源性疾病已成为不断扩大的公共卫生问题之一，引起各国政府高度关注。而食品中致病菌污染是导致食源性疾病的重要原因，据统计，我国每年由食品中致病菌引起的食源性疾病报告病例数占全部报告的40%～50%。因此预防和控制食品中致病菌污染是食品安全风险管理的重点内容。

我国于2013年制定和发布了《食品中致病菌限量》（GB 29921—2013），该标准的发布对保障食品安全、控制食源性疾病的发生发挥了积极作用。按照《食品安全法》和《食品安全标准与监测评估“十三五”规划（2016—2020年）》的要求，为了进一步完善我国食品安全国家标准体系，适应行业的发展及监管部门的使用需求，根据最新的风险监测和风险评估结果，结合国际上近年来食源性致病菌标准的修订动态及GB 29921—2013执行过程中遇到的问题，有关部门启动了该标准的修订。

二、标准修订原则

一是落实最严谨标准的要求，以保证食品安全和消费者健康为宗旨，在科学的基础上修订标准。本次修订依据国内外最新的食品安全风险评估报告，以及近年来国内外食品污染物、食源性疾病的监测结果，结合标准实施过程中遇到的问题，参照国际准则和相关标准，在保障食品安全和消费者健康的基础上，充分考虑我国当前实际，落实最严谨的标准要求。

二是坚持问题导向，开门做标准。修订工作中，综合监管部门、检验机构、行业、科研院所等标准使用方对标准的意见和建议，对行业现状进行充分调研，认真研究发现的问题，充分吸纳可取的建议，注重标准的可操作性，加强标准的通用性。

三、总体变化

本次修订将标准名称由《食品中致病菌限量》修改为《预包装食品中致病菌限量》，对乳制品、肉制品、水产制品、即食蛋制品、粮食制品、即食豆类制品、巧克力类及可可制品、即食果蔬制品、饮料、冷冻饮品、即食调味品、坚果与籽实类食品、特殊膳食用食品等13类食品中的沙门氏菌、单核细胞增生李斯特氏菌、致泻大肠埃希氏菌、金黄色葡萄球菌、副溶血性弧菌、克洛诺杆菌属（阪崎肠杆菌）等6种致病菌指标和限量进行了调整；相对旧标准来说，变化较大的是增加了食品类别（名称）说明的附录，并说明附录A仅用于界定致病菌限量适用的食品类别；整合了乳制品和特殊膳食用食品中的致病菌限量要求，新标准实施后，致病菌要求按本标准执行。

案例

食物中毒事件

2011—2012年，被告人邓兆兰伙同他人（另案处理）多次至南通市海安市等地，以每只1～3元的价格收购养鸡场的病死鸡进行加工，分割成鸡腿、鸡翅等产品，销售给被告人夏寿红、朱宝清等人，共计得款人民币约2150元。2011年下半年，夏寿红、朱宝清明知邓兆兰向其销售的鸡腿、鸡翅是由病死鸡分割而成，仍各自先后多次从邓兆兰处购进鸡腿150kg、鸡翅约50kg，加工成熟食后在其各自经营的摊位销售，分别销售得款人民币约3600元和900元。2012年2月21日，邓兆兰加工病死鸡时被动物卫生监督所发现，当场查获鸡腿、鸡翅、光鸡、带毛鸡等共计204.5kg。经鉴定，该批鸡产品中含金黄色葡萄球菌、奇异变形杆菌，消费者食用后可能导致严重食物中毒或其他食源性疾病。被告人归案后均如实供述了自己的犯罪事实。

泰兴市人民法院认为，被告人邓兆兰、夏寿红、朱宝清生产、销售不符合食品安全标准的食品，足以造成严重食物中毒事故或者其他严重食源性疾病，其行为均已构成生产、销售不符合安全标准的食品罪。被告人归案后均能如实供述自己的犯罪事实，依法均可从轻处罚。根据各被告人犯罪及量刑情节，于2012年10月以生产、销售不符合安全标准的食品罪判处被告人邓兆兰有期徒刑一年九个月，并处罚金人民币一万元；判处被告人夏寿红有期徒刑九个月，并处罚金人民币六千元；判处被告人朱宝清有期徒刑七个月，并处罚金人民币三千元。三个被告人所得赃款予以没收，上缴国库。

案例点评

通过此案例，我们清醒地认识到，加工出售病死的动物是违法的。此类事件在现今社会出现的较多，我们要提高警惕。病死的鸡、鸭、生猪等动物，含有大量的危害人体健康的微生物等因素，加工出售，就会危及人体的健康。通过案例，告诫我们，不要贪图一时便宜，更不能不顾国家法律规定，以身试法，要按照国家《食品安全法》的标准加工各类食物，符合食品安全要求。

思考题

1. 食品生物性危害有哪些？
2. 如何预防细菌性危害？
3. 如何预防病毒性危害？
4. 如何预防寄生虫类危害？
5. 如何预防昆虫类危害？

第二节　食品物理化学性危害

污染是指沾染上有害物质的意思。食品在加工过程中，或加工前、加工后，被无意识地沾染上有害物质的现象，称为食品污染，而进入食品中的这些有毒有害物质则称为污染物。

人为地、有目的地向食品中加入一些非所固有的成分，以增加其重量或体积而降低成本，或者改变某种质量，以低劣色、香、味来迎合消费者心理的行为称为掺伪，包括掺假、掺杂、伪造的行为。一些食品本身天然有毒，如河豚含有河豚毒素，也不属污染。如果对进餐用盘中食物进行化学分析，将给我们一个真实的认识：食品中除营养素外还确实存在多种多样的污染物，如农药、苯并芘，以及铅、汞、砷、镉、亚硝酸盐等。从化学结构看，有有机物、无机物，从化学性质分析有金属毒物、非金属毒物，它们范围广泛，情况复杂。

食品中的这些毒物主要来自工业“三废”（废水、废气、废渣），化肥中的杂质，药物的残留，过量使用的食品添加剂，食品加工过程中容器具、设备不正确使用时毒物的溶出以及烹调不当引起的营养素的转化等。

一、环境污染的危害

食品中的污染物有许多来自环境污染。所谓环境污染，一般是指自然环境，如空气、河流、海洋、土壤的污染。随着工农业生产的迅速发展，环境污染问题日益严重。工业生产排放的大量废气、废水、废渣，日益增加的汽车排出的尾气，农业生产中施用的化肥农药，以及城市生活中形成的生活垃圾和生活污水，都给环境带来了严重的污染。大量的污染物进入食品，并随饮食进入人体。这些污染物多数不易在人体内分解，给人体健康带来潜在的威胁。

（一）环境污染与食品污染

环境的好坏对食品安全产生至关重要的作用。环境中的各类污染物可以使食品直接受到污染，也可通过食物链由低等生物向高等生物转移，在这一运转过程中，每经过一种生物体，其浓度明显增高，经常扩大数十至数百倍。人以动植物为食物，位于食物链的最顶端，这些最顶端食品中污染物的含量通常比环境中含量高出数万倍至数百万倍。

环境污染物随食品进入人体后，对人体毒性作用的大小，因污染物种类、性质及数量等不同而有区别，按毒性作用的表现形式和结果，可分为急性中毒、慢性中毒以及致癌、致畸、致突变作用。

（二）大气污染物

大气污染物是指人类活动向大气排放的污染物或由它转化成的二次污染物。大气中的污染物主要来自矿物燃料（如煤、石油）燃烧和工业生产，包括尘烟雾、酸雨、氟化物等。

1. 尘烟雾

烟尘由炭黑颗粒、煤粒和飞灰组成。每吨煤产生4～28kg的烟尘。烟尘也产生于冶炼厂、钢铁厂、焦化厂和供热锅炉等烟囱附近，常以污染源为中心，扩大到周围几百亩地区或向下风向延伸到几公里的区域。煤烟粉尘危害作物，使果蔬品质下降。沥青烟雾为一种红黄色的烟尘，产生于筑路及以沥青作原料或燃料的工厂。其中除含碳粒外，还有许多有机物如苯酚、多环芳烃等致癌物。受沥青烟雾污染的作物，常常会沾染一层发黑的、发黏的物质，给作物带来严重的危害。受污染的作物不能食用。农村作物秸秆、垃圾的焚烧也会带来严重的污染。

2. 酸雨

酸雨指pH小于5.65的酸性降雨、降雪、降雾。大气中二氧化硫和氮氧化物是酸雨物质的主要来源。我国酸雨区域主要集中在长江以南地区，以重庆、贵阳等城市为代表的西南地区酸雨处在严重水平。华中、华南地区也有明显加重。

酸雨使淡水湖泊和河流酸化，影响鱼类的繁殖。酸雨使土壤酸化后，土壤中的锰、铜、铅、汞、镉等元素转化为可溶性化合物，通过淋洗转入江河湖海和地下水，通过食物链在水生生物以及粮食、蔬菜中积累。pH≤4.7的降雨可造成蔬菜产地绝产。

（三）水体污染物

随着工农业生产的发展和城市人口的增加，工业废水和生活污水的排放量日益增加，造成水体污染。它可以使渔业资源受到严重破坏，也会影响到农作物的生长发育和食用安全。我国有不少地区污水排放不符合农田灌溉水质标准，污水中污染物超标，已达到影响食品的品质，进而危害人体健康的程度。这些污染物主要包括酚类、苯、石油等。

1. 酚类

酚类污染物来自焦化厂、城市煤气厂、炼油厂、石油化工厂等，这些企业产生大量的含酚废水，有时可闻到讨厌的臭味。酚臭味还会转移到粮、草上。污水中的酚低浓度时能影响鱼类的繁殖，高浓度时引起大量死亡，鱼肉会带酚味。酚在作物中的积累会影响到农作物产品的品质。用含酚污水浇灌的黄瓜具有苦涩味，糖含量低。污水浇灌的糙米，蒸出的米饭有酚味。

2. 苯

苯类物质是基本的化工原料，用途很广。化工、合成纤维、塑料、橡胶、制药、电子、印刷等行业，在制造和使用苯的过程中，会产生含苯的废水和废气。苯能影响人体的神经系统，重者麻醉人体，失去知觉甚至死亡；轻者引起头晕、无力和呕吐等症状。用含苯废水浇灌作物，会使粮食、蔬菜的品质下降。

（四）土壤污染物

土壤污染物的来源有：农用施肥、农药施用、污水灌溉，污染物进入土壤并积累；土壤作为垃圾、废渣和污水等废物的处理场所，使大量的污染物进入土壤；大气或水体中的污染物经迁移和转化进入土壤。

1. 来自化肥的污染物

化肥在带来作物丰产的同时，也对土壤产生污染。施用氮肥后，植物通过根系吸收土壤中的硝酸盐，经作物吸收后，可转变成氨基酸类营养素。但由于环境条件的限制，作物对硝酸盐的吸收往往不充分，致使大量的硝酸盐累积于作物的叶、茎、根中，这种积累会对人畜造成危害。

2. 来自污泥、垃圾的污染物

一些常用来肥田的带有工业废水的污泥中含有某些有害元素如汞、镉、砷、铬、铝等。人们在生活中排出的各种固体废弃物统称垃圾。垃圾污染影响食品安全，表现在两个方面：垃圾本身对食品的污染，垃圾的利用（如堆肥）对农作物产品带来不利的影响。垃圾堆肥中含有一部分金属毒物，施用于农田后，会使生长的作物籽粒中毒物含量超过限定标准。

二、物理性危害

在餐饮食品的生产、加工和销售各个阶段，都可能出现物理性危害。一类为放射污染引发的危害，即放射性物质对环境的污染以及意外事故中放射性核素的渗漏，可通过食物链各环节污染食物。另一类为消费者在食用时可导致异物引起的伤害。

（一）放射性污染物

放射性物质沾染在食品表面，分布或混合在食品内，或者构成食品的组成成分的现象，叫作食品放射性污染。放射性污染会严重影响人体的健康，如可引起新生儿残疾、儿童甲状腺癌、成年人白血病、骨肿瘤等恶性疾病。一旦发生食品的放射性污染，要完全消除事故的影响，往往需要数百年时间，历经几十代人。

放射性污染有直接污染、间接污染两种方式。直接污染方式是放射性物质直接黏附在食品上或植物、动物的表面上。虽然黏附的放射性物质有一部分可通过风、雨被吹掉或洗掉，剩下的可部分固定在其表面，部分通过光合作用进入植物组织内，或通过渗透作用进入动物体内。间接污染则通过食物的食用、污染空气的吸入、植物对土壤和水中污染物的吸收进行。食品的放射性污染物，主要来自核爆炸、核武器试验的落下灰，核工业或核电站在发生意外事故时的排放物、释出物或落下灰，以及放射性物质在国民经济应用领域中的意外泄漏和排放。

（二）异物

异物类物理性危害包括来源于农场的石头、昆虫、木片、污秽物，来源于加工过程的碎片、棉花、玻璃、塑料、金属碎片等，还包括来源于因包装不良而在运输过程中引入的污染等。异物导致的物理性危害可分为3类：① 锋利的、导致伤害皮肤或肠道的物品；② 坚硬的、导致伤牙的物品；③ 堵塞呼吸道、导致哽咽的物品。

三、金属毒物

地壳及岩石中有80多种金属元素，人体可通过饮水、食物及生产、生活活动等接触和摄入，其中一些金属会产生毒素，如汞、铅、镉、砷、铝等。有毒金属进入食品包括如下途径：① 工业“三废”的排放和农用化学品的使用。② 自然环境的高本底，即有些地区自然地质条件特殊，因为地层有毒金属的高含量而使动植物有毒金属含量显著高于一般地区。③ 食品加工过程中所使用的金属机械、管道、容器以及因工艺需要加入的食品添加剂品质不纯，含有有毒金属杂质可以污染食品。

（一）汞

汞又叫水银，常温下即能蒸发，随气温升高其蒸发量加大。汞在地壳中有一定的含量，由于地震、风化、火山爆发以及生物转化等因素，进入水体和土壤中。

日本于1953—1960年间发生公害性汞中毒，也称“水俣病”，由食用含汞废水污染的鱼引起111人严重残废，其中43人死亡，病人以不明确的症状开始。患者倦怠、易激动，头痛、四肢麻木、吞咽困难、视觉模糊、听力下降、肌肉反应失调。由于并发感染或逐渐营养不足而死亡。汞还可以由母体通过胎盘转移到胎儿，也可由母乳传递给婴儿。

汞对食品的污染主要见于被污染的水产品。鱼类除了经鳃直接摄取外，还可在体内富集。有的鱼对汞的浓缩系数可达数千倍以上。废水中的汞也可污染灌溉后的农作物。

（二）镉

镉是相当稀少的金属，镉能取代骨骼中的钙，使骨质疏松、脱钙、软化，最后导致骨折，生“骨痛病”。

人体内的镉主要通过食物进入。我国江西赣南地区检出了高镉蔬菜，东北沈阳地区检出高镉米。镉在大米中分布不一，糠皮、胚芽中为27%，淀粉内21%，蛋白质内52%。

（三）铅

大气中的铅主要来自工业废气和汽车尾气。铅主要经食品、呼吸道进入人体，90% 沉积在骨骼中，正常情况下并不表现出它的毒性，而当机体受感染、抵抗力下降时，可从骨骼中释放出来，进入血液引起铅中毒，主要是对神经系统、造血器官和肾脏的致病作用。主要表现为食欲不振、头昏、失眠、头痛、肌肉关节酸痛等症状。儿童急性铅中毒可造成视力发育迟缓、癫痫、脑性瘫痪和视神经萎缩等永久性后遗症。

通过工业“三废”的排放，环境中的铅会污染农作物和水产品。用禁用物品松香对鸭、鹅类水禽拔毛，不法分子加工茶叶使用“铅铬绿”染色，均易引起铅的残留。铅还可通过含铅量高的容器、餐具带来污染。如用搪瓷杯喝咖啡、橙汁等酸性饮料，易使铅析出。民间有误用醋酸铅为明矾、硫酸铅为发酵粉、小苏打、面碱引起中毒的报道。

（四）砷

砷属于类金属，其氧化物为剧毒物质，如As_2O_3（砒霜），是一种古老的毒物。砷在人体中主要蓄积在毛发、指甲、皮肤中，肝、肺、肾、脾等组织中也有分布。砷急性中毒主要表现为胃肠炎症状，如腹痛、腹泻、恶心、呕吐等，严重时出现中枢神经系统麻痹、四肢疼痛性痉挛、意识丧失而死亡。砷慢性中毒主要表现为神经衰弱症候群，如发生皮疹、皮肤色素沉着及过度角化、多发性神经炎、肌肉萎缩等。

食品中的砷污染主要来源于：使用过量含砷农药或未遵守安全间隔期，增加了砷在农作物中的残留；用含砷废水灌溉农田，砷可在植株各部分残留，造成农作物含砷量大大增加；水生生物对砷具有富集作用，特别是海洋生物对砷有很强的富集能力。

四、残留药物、禁用物

动植物在生产过程中，不可避免地发生各种病菌、病毒的侵袭，引起动物病害、作物歉收。农牧民为了增强动植物抗病能力，在生长、饲养过程中使用一些对食品安全性无影响的农药、兽药是必要的。但部分农药、兽药在食品中会引起残留，有的已影响到整个食品行业的生存，对人体健康构成了直接威胁。

（一）农药残留物

农药残留是指农药使用后残存于生物体、食品（农副产品）和环境中的微量农药以及农药的有毒代谢产物、降解物和杂质的总称，残存的数量称为残留量。农药按其用途可分为杀虫剂、杀菌剂、除草剂、植物生长调节剂、粮食防虫剂和灭鼠药等。若按其化学组成则又可分为有机氯、有机磷、氨基甲酸酯、拟除虫菊酯等类型。我国是世界上农药产量较高的国家，使用量极大。

我国于1984年全面停止生产有机氯农药，后来又停止了使用，但是由于它在土壤中分解极慢，目前栽培生产的农作物和食用这些农作物的动物性食品原料中仍常常可以检测出。有机磷农药的特点是残效期短，分解快，在生物体内受酶作用水解，不会蓄积。毒性作用以急性中毒多见。有机磷农药如在蔬菜上市前不久施用，则可以造成人体的急性中毒。随食物进入人体的残留农药一部分随尿液排出体外，其余部分将蓄积在脂肪组织。目前特别被注意的是某些农药的急性中毒，对人和动物的遗传和生殖的影响，以及致癌和致畸等方面的毒性作用。

农药由于长期不合理地大量使用，导致环境和食品的严重污染。农药对食品污染的途径：通过喷洒直接污染食用作物；通过灌溉用水污染水产食品；通过大气中漂浮农药污染食用作物；通过土壤中沉积的农药污染食用作物；通过饲料中的残留转移到畜禽食品中。一般来说，农药通过食物进入人体的污染占90%，而通过大气和饮水进入人体的仅占10%。

（二）兽药残留

兽药残留是指畜禽及水产品的任何可食部位所含兽药或其代谢物，以及与兽药有关的杂质的残留。为了预防和治疗家畜家禽和养殖鱼患病而大量投入抗生素、磺胺等生化和化学药品，往往造成药物残留于动物性食品组织，伴随而来的是对公众和环境的潜在危害。近20年来，人工养殖业得到蓬勃发展，由于养殖密度加大，疫病增多，兽药和饲料添加剂大量使用，出现了兽用药用量远远超过了动物治疗疾病的需要量等危险倾向。

人们食用带有残留兽药的食物后，虽不表现为急性毒性作用，但人如果经常摄入低剂量的兽药残留物，经过一定时间后，残留物可在人体内慢慢蓄积而导致各种病变，产生不良反应。如磺胺类药物可引起肾损害；青霉素、四环素刺激机体出现过敏反应，短时间内出现血压下降、皮疹、喉头水肿、呼吸困难，严重者可引起致死性休克。经常食用含兽药残留的食物，可使经肉感染人体的病菌产生耐药性。所谓细菌耐药性是指有些细菌菌株对通常能抑制其生长繁殖的某种浓度的抗菌物质产生耐受性。耐药菌株的出现会影响人们的正常医疗，给医学治病带来难度。还有资料表明，牛奶、畜禽肌肉和脏器中都有耐药菌存在，如金黄色葡萄球菌耐药菌株、大肠杆菌耐药菌株，可随饮食进入人体消化道，使正常人体的肠道发生菌群失调，导致一些有益的非致病菌死亡，从而引起长期的腹泻、维生素缺乏症，造成对人体的危害。

动物性食品中兽药残留的来源和原因主要包括防治用药、饲料添加剂中兽药的使用、食品（牛奶、鲜鱼）保鲜中引入药物。在预防和治疗畜禽疫病过程中，通过口服、注射、局部用药等方法使兽药残留于动物体内进而污染食品。有时为了治疗动物的某些疾病，或促进生长，常在饲料中添加一些药物。这些药物虽然剂量很小，但由于长时间喂养动物，就可通过饲料引起肉食品的兽药残留。

（三）激素残留、禁用化学物

1. 激素残留

激素残留是指畜牧业生产中应用的激素在肉食品中的残留，一般将激素作为动物饲料添加剂投入饲料中，或埋植于动物皮下，它具有促进动物生长发育、改善生产性能与产量的作用。激素对畜牧业生产及经济效益方面产生了巨大的影响，各类动物饲料广泛使用后，随食品进入人体的同化激素不断增加，从而导致儿童提前性成熟，男女两性的特征混乱等一系列潜在问题；还发现己烯雌酚对动物具有致癌作用；随动物粪尿排放进入环境中的激素不易降解，还造成对环境的污染。

1990—1995年，意大利、法国、西班牙因食品中克伦特罗（瘦肉精）残留导致中毒事件达500余起，2002年中国香港、广东、江苏等地也发生了该药物残留食物中毒事件。2001年的“河源毒猪肉事件”因中毒人数众多而震惊全国。据了解，是食用了含有瘦肉精的猪肉后引起的中毒。

2. 禁用物

禁用物是指我国规定食品生产中严禁使用的添加物，如苏丹红、吊白块、甲醇、甲醛等。这些禁用物加入食品后，摄入人体体内对人体健康产生极大的危害。

（1）苏丹红　苏丹红是一种人工合成的工业染料，进入体内后，通过还原酶作用代谢形成相应的胺类物质，苏丹红的致癌性即与胺类物质有关。我国规定食品生产中严禁使用。苏丹红除了直接加入食品外，也有通过加入饲料进而在食品中造成残留。

（2）吊白块　吊白块是甲醛次硫酸氢钠的俗名，是一种剧毒化学品，违法者一般将其作为漂白剂使用。食用后，对人体的肝脏、肾脏等有严重损害。一次性食用剂量达到10g会有生命危险。吊白块遇高温时分解产生甲醛，后者具有很强的致癌性。被掺食品包括腐竹、面粉、面条、米粉、粉丝、凉粉。

（3）甲醇　甲醇是一种无色透明的可燃性液体，有毒，易挥发，有特异香味，少量口服导致失明，10mL足以导致死亡，可与水、乙醇等任意混合。甲醇也是一种烈性的神经和血管毒物，可直接损害人体的中枢神经系统。急性中毒的潜伏期为8～36h，消化系统症状有恶心、呕吐。呕吐物为咖啡式液体。神经系统症状为头痛、眩晕、狂躁、幻觉，严重时出现视力模糊、双目失明、神志不清等症状。一些患者还可出现心脏、肝脏和肾脏损害，并发急性胰腺炎等疾病。被掺饮料多为各种用工业酒精违法勾兑的假酒。

（4）甲醛　甲醛是一种防腐剂，其35%～45%水溶液称为福尔马林，具有强烈的刺激性气味，吸入、接触、误食都会引起中毒。少量摄入，可导致口腔、咽喉、食道及胃部灼烧、痛，以及口腔咽喉部黏膜糜烂形成溃疡；重者可出现消化道出血甚至穿孔，患者可能突然失去知觉，或者因急性肾功能衰竭而危及生命。被掺食品包括各类水发海鲜和动物内脏如鱿鱼、墨鱼、海参、猪肚、鸭肠等。

五、加工造成的污染

（一）*N*-亚硝基化合物

N-亚硝基化合物包括亚硝胺类和亚硝酰胺类，是公认的致癌物。在已经检验的100 多种亚硝胺类化合物中，证实有80多种可使动物致癌。人类的某些癌症如鼻咽癌、食管癌、胃癌、肝癌、膀胱癌可能与之有关。

食品中天然存在的*N*-亚硝基化合物含量极微，但腌制的鱼、肉制品、腌菜、发酵食品中，含量较高。一些食品中含有合成*N*-亚硝基化合物的前体物质仲胺及亚硝酸盐，烹调不当或在微生物作用下，可形成亚硝胺或亚硝酰胺。亚硝酸盐是一类食品助色剂，在香肠等肉制品中允许使用并有严格的使用量和残留量规定，蔬菜中的硝酸盐经还原菌作用形成亚硝酸盐。亚硝酸盐过量食用会引起急性食物中毒，表现为缺氧症状，可视黏膜发紫，重者危及生命。在香肠、腊肉、水晶肴蹄制作过程中，加入硝酸盐或亚硝酸盐作护色剂，会有利于*N*-亚硝基化合物的形成。用粗盐腌制或用硝酸盐等做保存剂的盐腌干鱼，也会含有*N*-亚硝基化合物；腌制腊肠用作料先将黑胡椒、辣椒粉等香料与粗制盐、亚硝酸盐或硝酸盐等混合，腊肠中就会有亚硝基吡咯烷、亚硝基哌啶检出。因此应禁用事先混合的盐腌作料来腌制腊肠，盐和香料要分别包装。烟熏肉和鱼、煎炸咸肉片、暴露于空气中的直接烤制也会形成一部分亚硝胺。

（二）多环芳烃

多环芳烃是指两个以上苯环稠合在一起的芳香族烃类化合物及其衍生物，多以苯并芘为该类物质的代表。多环芳烃可通过呼吸道、消化道、皮肤等途径进入人体，沉积于肺部或进入血液危害人体健康，导致胃癌、腺体癌、血癌等癌症的产生。可见通过不良饮食习惯可引起消化道疾病，通过煤烟、烟气的接触可引起呼吸道疾病。

食品中多环芳烃的产生条件：①熏烟：烟熏、烤制时，熏烟中以苯并芘为代表的多环芳烃类化合物与食品直接接触而使食品受到污染。热烟比冷烟产生的苯并芘多，对食品污染也较严重。快速将食品熏黑，污染更严重。若熏制后的食品存放几周，苯并芘可从表面渗透到较深层。②脂肪热聚：食品中的脂类在高温下可热聚成苯并芘，烘烤肉类时滴在火上的脂肪也能热聚生成苯并芘，但多数附着在烤肉表面。炸油条的油，由于反复循环使用，会使油条中苯并芘含量增高。③有机物焦化：厨房里食物烧焦、煮焦、炸焦，均会使污染物增加。此外，生活垃圾的焚烧、吸烟、居室烧煤取暖、沥青类建材的制造和施工及路面上打晒粮食、打扫烟囱等均可能直接或间接接触到这类污染物。

（三）油脂劣变物

食用油脂在存放以及加热过程中，均会不同程度地发生氧化、水解反应，导致酸败变质，失去食用价值。高温下长时间使用，还会生成脂肪酸的聚合物和多种劣变物，如反式脂肪酸、丙烯酰胺等，对人体健康造成危害。

1. 油脂聚合物

煎炸过程中，加热温度高，加上油脂的反复使用，易发生热氧化反应，也叫高温氧化，它比常温下自动氧化要剧烈得多。随着煎炸时间的增加，油脂分子被分解，部分脂肪酸、醛类物质变成烟慢慢挥发。油脂的黏度增加，极易黏附在煎炸锅的表面，形成聚合油，它是由油脂的热聚合反应所形成的。所谓油脂的热聚合是脂肪酸分子聚合成环状物。

油脂的热聚合产物有：环状单聚体、二聚体、三聚体、多聚体。环状单聚体即同一油脂分子中的脂肪酸合成环状，如己二烯环状化合物，实验表明，它可以引起动物死亡，也可以引起脂肪肝，影响生长发育。二聚体和三聚体虽对人体有一定的毒性，但低于环状单聚体。

2. 反式脂肪酸

为了防止食用油脂的酸败、延长保质期、减少在加热过程中产生的不适气味及味道，20

世纪60年代初期兴起了油脂氢化加工的生产工艺，如人造黄油、豆油、色拉油、起酥油等。通过对油脂的氢化加工，可形成多种反式脂肪酸。人造奶油、起酥油等制成的食品，如蛋糕、面包、曲奇饼、雪糕以及西式快餐如炸鸡腿、炸薯条等油炸食品中的氢化油含反式脂肪酸。经高温加热处理产生植物油，在精炼脱臭工艺中，通常需要250℃以上高温和2h的加热时间。由于高温及长时间加热，有可能产生一定量的反式脂肪酸。油脂的高温烹饪可能会形成反式脂肪酸。

反式脂肪酸的毒性：①增加患心血管疾病的危险：膳食反式脂肪酸的摄入可能和机体血栓形成增加及相应的栓塞性心脑血管疾病有关。②增加患糖尿病危险：反式脂肪酸增加人体内胰岛素水平，降低红细胞对胰岛素的反应，可导致患糖尿病的危险。③导致必需脂肪酸缺乏：能干扰必需脂肪酸的代谢，抑制必需脂肪酸的功能。④抑制婴幼儿生长发育：经胎盘转运给胎儿，对其生长发育产生不可低估的影响。

六、天然毒物

自然界中，不少动植物组织中存在着天然毒性组分，有毒性生物碱类、苷类、毒蛋白及毒肽类、毒性酶类、酚类等，应做好烹饪过程中的去毒控制工作，防止食物中毒的发生。

（一）动物中的天然毒物

1. 河豚毒素

河豚所含的毒性成分是河豚毒素，结构为胍类物，是一种很强的神经毒素，其毒性比氰化钠还强1000倍，0.5mg河豚毒素就可毒死一个体重70kg的人。河豚毒素能阻抑神经与肌肉间的电信号传导，阻止肌肉、神经细胞膜的钠离子通道，使神经末梢及神经中枢发生麻痹。中毒者首先是感觉神经麻痹，其次是运动神经末梢麻痹，使机体无力或不能运动。毒素量增大时导致神经麻痹，呼吸减少，脉搏迟缓，严重时体温及血压下降，最后发生血管运动神经中枢或横膈肌及呼吸神经中枢麻痹，引起呼吸停止，迅速死亡。至今尚无特效药治疗。

河豚毒素的含量因鱼的品种、部位和季节等不同而有所差异。河豚鱼的肝脏和卵巢毒性最强，其次为肾、脾、血液、眼睛、鳃和皮肤，肌肉一般无毒，但鱼死后较久，内脏中的毒素可渗入肌肉内，仍不可忽视。但产于南海的河豚不同于其他海区，肌肉含有毒素是其一大特征，应引起注意。河豚含毒素量多少，常随季节的变化而有差异。每年的3～5月为卵巢发育期，此时卵巢的毒性最强，肝脏也以此时毒性最强。产卵期6～7月过后卵巢萎缩，毒性可减弱，但全年都有毒。同一种鱼类，一般雌性比雄性的毒性强。

2. 组胺

组胺通常是在细菌作用下组氨酸的脱羧产物。在一些海洋鱼类中含量特别高，而鱼的肉质非常新鲜，因而引起中毒的多数是其天然组分。但三甲胺和其他氮氧化合物、胍基丁胺、磷酰胆碱等和组胺一起存在时，由于与组胺具有协同毒性作用，使其毒性大为增加。一般认为，一个成年人一次性摄入100mg组胺，即引起中毒。组胺使毛细血管扩张、支气管收缩。中毒的特点是发病快，潜伏期短，一般0.5～1h，多数出现食物过敏样皮疹，不只是过敏性体质的人容易中毒，非过敏性体质的人也可同样发生中毒，一般症状较轻、恢复快、死亡率低。

高组胺含量的鱼多是些活动能力特别强，皮下、肌肉血管系统比较发达的一类鱼，它们血红蛋白含量较高，青皮红肉。尤以鲐鱼、金枪鱼、沙丁鱼、秋刀鱼、竹荚鱼中含量最高。

3. 贝类毒素

贝类毒素主要有麻痹性贝类毒素、腹泻性贝类毒素、神经性贝类毒素等，其中麻痹性贝类毒素的毒性最高，危害最大，尤以石房蛤毒素的毒性作用研究历史最悠久，中毒严重者可以致死。毒素会对人的神经和肌肉产生麻痹作用，一般在吃后5～30min内开始发病，口唇麻木、手指末端刺痛，继而感到四肢、颈部麻痹，头痛、头晕、四肢乏力、恶心，随后可出现言语不清、行路不稳、嗜睡等症状，严重者可发生呼吸困难、昏迷甚至死亡。腹泻性贝类毒素中毒在我国主要发生在黄海、渤海等贝类产地。中毒症状以腹泻为主，病程可持续3d，一般不会留下后遗症。神经性贝类毒素中毒通常在接触有毒贝类0.5～3h，出现胃肠炎，并伴随嘴周围区域和四肢的麻木，还有眩晕、肌肉及骨骼疼痛、乏力等。

导致中毒的贝类主要有蚶子、花蛤、香螺、织纹螺等。其实，大多数贝类毒素是外源性的，即毒素不是贝类本身的产物，而是外来生物所产生的毒素被贝类摄取、积累的结果。这些贝类毒素来自滋生在海洋中的有毒藻类，如涡鞭藻、倒卵形鳍藻、渐尖鳍藻、短裸甲藻。某些无毒可供食用的贝类，在摄取了这些有毒藻类后，就被毒化了。因毒素在贝类体内呈结合状态，故贝类本身并不中毒，也无生态和外形上的变化。但是，当人食用这种贝类后，毒素迅速被释放，就会发生中毒。麻痹性贝类毒素被认为是比较普遍、对人类健康威胁较大的一种贝类毒素，该毒素几乎遍布全球，较为流行的地区在太平洋的西北部和加拿大沿岸。麻痹性贝毒主要在海水产品中出现，尤其是在软体动物中富集。主要是蛤和贻贝，偶然也可能涉及扇贝、海蟹和海鱼。

（二）植物中的天然毒物

1. 豆类中的有毒物质

日常食用的大豆、四季豆、蚕豆等豆类植物中存在对人体有害的化学成分，主要包括植物血凝素、蛋白酶抑制剂、苷类。在一般情况下，食品加工中的加热处理，可破坏这些有害成分，因此食用后不会对人体产生危害。但是，因加热的温度或时间不够，未能彻底破坏这些有害成分而引起的中毒事件也时有发生。

（1）豆浆中的有毒物质　豆浆是用大豆为原料制成的流质食物，生豆浆未经加热或加热不彻底，来源于原料豆中的有害物质未被破坏，饮用后可造成中毒。豆浆中有害物质可能是胰蛋白酶抑制剂、皂苷等物质。豆科植物中的胰蛋白酶抑制剂，可以抑制蛋白酶的活性，降低食物蛋白质的水解和吸收，导致胃肠产生不良的反应和症状；同时还可刺激胰腺增加其分泌活性，增加内源性蛋白质、氨基酸的损失，使动物对蛋白质的需要量增加。皂苷的毒性主要表现在溶性和对胃肠道黏膜的刺激作用。豆浆中毒通常发病较快，潜伏期一般为30～60min，短者只有3～5min，主要表现为恶心、呕吐、腹胀、腹泻，可伴有腹痛、头晕、乏力等症状，一般不发热，预后良好。

（2）四季豆（扁豆）中的有毒物质　四季豆中毒一年四季都可发生，但在秋季下霜前后较为常见。主要是由于其含有皂素和植物血凝素而引起中毒，烹调不当造成毒素未被彻底破坏是引起中毒的主要原因。皂素对胃肠道黏膜有强烈的刺激作用，并能破坏红细胞引起溶血；植物血凝素则具有凝聚和溶解红细胞的作用。这两种有害物质都可通过长时间煮沸而被破坏。四季豆中毒的潜伏期为0.5～5h，发病初期多数是胃部不适，继而以恶心、呕吐、腹痛为主，部分病人可有头晕、头痛、出汗、畏寒、四肢麻木、胃部烧灼感、腹泻，一般不发热，预后良好。

2. 薯类中的有毒物质

（1）马铃薯中的有毒物质　马铃薯的毒性成分为龙葵素，又名茄碱，对胃肠黏膜有较强的刺激作用，对呼吸中枢神经有麻痹作用，并能引起脑水肿、充血。此外对红细胞也有溶血作用。发芽马铃薯中毒的潜伏期一般为数十分钟至数小时，多数为2～4h。首先是咽喉有瘙痒和烧灼感，其后出现胃肠炎症状。轻者1～2d自愈，重者可因心脏衰竭、呼吸麻痹而死亡。

（2）木薯中的有毒物质　木薯的主要有毒物质是亚麻仁苦苷，它可以在酶的作用下水解生成毒性很强的氢氰酸，氢氰酸可造成人体组织缺氧，体内的二氧化碳和乳酸含量增高，使机体陷入内窒息状态，同时还可以麻痹呼吸及血管运动中枢，最后可死于呼吸循环衰竭。木薯的根、茎、叶都含有有毒物质，以新鲜块根的毒性较大。

3. 黄花菜中的有毒物质

黄花菜的有毒成分是秋水仙碱。秋水仙碱本身无毒，但是摄入人体后在胃肠中吸收缓慢，继而被氧化成二秋水仙碱便有剧毒。凡是二秋水仙碱所接触到的消化道及泌尿系统，都会发生严重的刺激症状。成年人如果一次摄入0.1～0.2mg秋水仙碱（相当于50～100g鲜黄花菜）即可引起中毒，一次摄入3～20mg可导致死亡。摄入没有炒熟的鲜黄花菜后，一般0.5～4h发病，会出现恶心、呕吐、口渴、喉干、腹痛、头昏等症状，重者还出现血尿、血便、尿闭和昏迷等，病程较短。鲜黄花菜中毒大多发生在6～7月，即黄花菜成熟的季节。

4. 白果中的有毒物质

白果中含有白果酸和白果二酚，当人们生食或食入未经熟透（煮或炒）的白果后，它们首先可直接刺激胃肠道，而引起黏膜细胞浑浊肿胀、黏膜充血、水肿，随即这两种有毒物质被吸收进入血液，分布于全身各个组织，尤其可作用于中枢神经系统的神经胶质细胞，使脑细胞充血、水肿、渗出、脑压增高，同时也可引起肺水肿。一般连续进食10～50粒即可发生中毒。白果中毒多在白果上市季节发生，无论成人还是儿童都可因生吃或一次大量食用而引起中毒。中毒症状的轻重与年龄大小、体质强弱及食入量相关。儿童年龄越小，越易中毒。生食者中毒症状重，加热处理后可降低毒性，从而减轻中毒症状。

5. 蘑菇毒素

目前已鉴定的蘑菇有800多种，大多数蘑菇是可以食用的，但少数还是有毒的，约有180多种，其中可能威胁人类生命的有20多种，而含有剧毒的仅10种左右。它们分别是：褐鳞小伞、白毒伞、鳞柄白毒伞、毒伞、秋生盔孢伞、鹿花菌、包脚黑褶伞、毒粉褶菌、残托斑毒伞等。

毒蘑菇的有毒成分比较复杂，一种毒蘑菇可含有多种毒素，一种毒素又可能存在于多种毒蘑菇之中。几种毒素同时存在时，中毒症状较为复杂。一般根据所含有的有毒成分和中毒的临床表现，大体将毒蘑菇中毒分为四种类型。① 胃肠毒型：是指存在于毒蘑菇中的主要引起胃肠炎症状的毒素，主要是一些树脂类、甲酚类化合物。② 神经精神型：由毒蝇碱、色胺类化合物、致幻素等神经精神毒素引起，早期为胃肠炎症状，后期为神经精神症状，神经兴奋、精神错乱和抑制，偶尔因呼吸或循环衰竭而死亡。③ 溶血型：具有溶血作用的毒素，患者可有贫血、黄疸、血尿、肝脾肿大等溶血症状，一般死亡率不高。④ 肝肾损害型：因误食含毒伞肽、毒肽等原浆毒素的毒蘑菇而引起。毒伞肽和毒肽都属极毒，能损伤心、肝、肾、脑等实质脏器，尤以肝、肾为主。耐高温、耐干燥，一般烹调加工不能破坏。

知识拓展

吃扁豆一定要煮透吗?

扁豆营养丰富，味道鲜嫩可口，价格便宜，易保存、易清洗，深得人们的喜爱。但烹调不当就会引起中毒。

扁豆引起中毒的原因是扁豆中的红细胞凝集素、皂素等天然毒素。因为这些毒素比较耐热，只有将其加热到100℃并持续一段时间后，才能破坏。采用沸水焯扁豆、急火炒扁豆等方法，由于加工时间短，温度不够，往往不能完全破坏其中的天然毒素。这些毒素食用后可强烈刺激胃肠道，致人中毒。

进食扁豆后数分钟到2～4h，中毒者会出现恶心、呕吐、腹痛、水样便，少数人可有头痛、头晕、四肢麻木、胸闷、心慌等。若出现上述表现应立即催吐，可刺激舌根、咽部或口服催吐药。症状重者应立即到医院就诊，对症治疗，防治并发症。一般只要治疗及时，大多数病人可在1～3d恢复健康。

其实，预防的方法很简单，把扁豆煮熟焖透就可以破坏其毒素。用水焯时，需使扁豆失去原有的绿色、生硬感和豆腥味。炒扁豆时，每一锅的量不应超过容量的一半。用油煸炒后，加适量的水，盖上锅盖，保持100℃小火焖上10min，并翻动使其均匀受热。此外，购买时要挑选嫩豆角，最好不买、不吃老扁豆。加工前，先择掉扁豆两头的尖及荚丝，并在水中浸泡约15min，这样吃起来更放心。

不能吃的水产品

（1）死鳝鱼、死甲鱼、死河蟹不能吃，因为它们的肠胃里带有大量的致病细菌和有毒物质，一旦死后便会迅速繁殖和扩散，食之极易中毒甚至有生命危险，所以不能吃。

（2）皮青肉红的淡水鱼不应吃。这类鱼往往鱼肉已经腐烂变质，由于含组胺较高，食后会引起中毒，故绝对不可食用。

（3）反复冻化的水产品应少吃。有些水产品销售时解冻，白天售不出去晚上再冻起来，这不仅影响了水产品的品质、口味，而且会产生不利于人体健康的有害物质，故购买时需加以注意。

（4）染色的水产品切勿吃。有些不法商贩将一些不新鲜的水产品进行加工，如给黄花鱼染上黄色，给带鱼抹上银粉，再将其速冻起来，冒充新鲜水产品出售，以获厚利。着色用的化学染料肯定对人体健康不利，所以购买这类鱼时一定要细心辨别。

（5）用对人体有害的防腐剂保鲜的水产品不宜吃。有些商贩将些死鱼泡在亚硝酸盐或经稀释的福尔马林溶液中，或将少量福尔马林注入鱼体中，甚至将鱼在含有毒性较强的甲醛溶液中浸泡，以保持鱼的新鲜度。这类水产品对人体危害是很大的，不吃为妙。

（6）各种畸形的鱼不能吃。各江河湖海水域极易受到农药以及含有汞、铅、铜、锌等金属废水、废物的污染，从而导致生活在这些水域环境中的鱼类也受到侵害，使一些鱼类生长不正常，如头大尾小、眼球突出、脊椎弯曲、鳞片脱落等。购买时要仔细观察，发现各种畸形的鱼以及食用时若发现鱼有煤油味、火药味、氨味以及其他不正常的气味时就应毫不犹豫地弃掉，以保安全。

案例1

上海甲肝大流行

1988年的初春，在上海市民甚至全国人民的心头留下了难以磨灭的记忆。空前拥挤的医院门诊，摆满病床的工厂仓库，甚至是旅馆和学校教室，还有街头关于疫情蔓延的传闻和流言……一场突如其来的甲肝大流行，打乱了上海这座大都市的正常生活。这场疫病流行，整整持续了2个月，甲肝感染者超过35万人，死亡31人。

根据上海的医院的登记记录发现，绝大多数的甲肝病人都吃过毛蚶。用开水把毛蚶泡一下，然后用硬币把壳撬开，在半生不熟的毛蚶肉上加点调料就可以吃了。这被许多上海人视作美食。这种生食毛蚶的方法，就让毛蚶鳃上所吸附的大量细菌和甲肝病毒轻而易举地经口腔侵入消化道及肝脏，导致疾病的发生。而1987年年底，因启东毛蚶大丰收，大量毛蚶进入上海菜市场。事后有专业队伍提供信息说启东近海水域毛蚶积淀达到一米之厚，而那里却长期受到粪便污染。

于是，于1988年1月中旬开始，上海陆续出现了甲肝病人，开始每天约为一两百例病人，接着三四百例，后来是每天一两千例。至1月底，每天新增的甲肝病人已上升到一万例左右。2月1日那天病人数量更是惊人地超过了1.9万例。上海的各家医院都有大量的病人涌进来，他们大多伴有身体发热、呕吐、乏力，少部分有脸色发黄等典型症状，很多人天没亮就来排队等待诊治。随着甲肝患者越来越多，“全市动员起来打一场防治甲肝的人民战争”这一抗争甲肝的口号便诞生了。

1988年，上海的这场甲肝暴发，共有31例病人死亡。实际上，甲肝是一种自愈性疾病，患者可不用任何药品，只要休息好，保证一定的营养，注意卫生，一般一个半月或两三个月左右就能自己痊愈。在相关部门对这些死亡病例进行调研分析之后，发现这31例死亡患者都有一些慢性病，如慢性支气管炎、肺气肿，有的原来就患有慢性乙型肝炎、肝硬化等。

随着相关部门采取应对措施，禁售并处理入市毛蚶，以及用公筷、勤洗手等卫生习惯的形成，在1988年2月1日疫情达到最高峰后，甲肝感染者人数开始逐渐下降。到3月上旬，发病数已接近常年的水平，此时，这场突如其来暴发的甲肝流行病才终于宣告结束。

案例 2

重金属超标的大米

2013年5月，经媒体披露湖南省攸县3家大米厂生产的大米在广东省广州市被查出镉超标。广东佛山市顺德区通报了顺德市场大米检测结果，在销售终端发现了6家店里售卖的6批次大米镉含量超标；在生产环节，发现3家公司生产的3批次大米镉含量超标；在流通环节抽检了湖南产地的大米。5月16日，广州市食品药品监督管理局在其网站公布了2013年第一季度抽检结果，不合格的8批次原因都是镉含量超标。从5月19日开始，攸县已经召集农业、环保等多个政府部门组成调查组对此展开调查。就问题大米的披露过程来看，监管部门也像挤牙膏一般，最初只是公布了抽检结果，数天后才公布问题企业的名单。这种犹抱琵琶半遮面的信息披露方式，让消费者手里的饭碗端得愈加沉重。

案例点评

通过以上两个案例，我们看到，食物中毒的因素很多，有客观因素，但更多的则是人为因素。无论是何种因素引起的食物中毒，有些因素虽然不会致人死亡，但对人体健康却十分有害，有些慢性中毒比急性食物中毒更可怕。因此，在日常生活中，人们要注意日常饮食的各个环节，确保饮食质量的安全，一旦发生食物中毒，要及时送医院抢救。

思考题

1. 动物中的天然毒物有哪些？如何控制？

2. 植物中的天然毒物有哪些？如何控制？
3. 环境污染包括哪几个方面？如何控制？
4. 兽药及饲料添加剂对食品有哪些危害？如何控制？
5. 食品加工过程污染包括哪些？如何控制？

第三节　新时代下新原料、新工艺对食品安全的影响

近年来，中国食品安全的基础已基本夯实，中国食品安全整体水平的提升已为世界所认同。不过，现阶段食品安全面临的问题，食品安全隐患仍需关注，风险依然存在。

食品安全的三大顽疾——微生物污染、超范围超限量使用食品添加剂、农兽药残留超标，依旧存在。根据国家市场监督管理总局2019年公布的抽检数据，分析其中不合格项目可见，微生物污染、超范围超限量使用食品添加剂和农兽药残留超标，仍占不合格总数的三分之二以上。

近年来，食物可持续供应及中国食品工业的健康导向，中国食品科技界与产业界的创新异常活跃。如近年来科技界和工业界关注的未来食品及“人造肉”，植物基“人造肉”外企产品已进入中国市场；国内民企正进入商业化模式中。而细胞培育“人造肉”，中国食品科技界正加速追赶。再如自热食品、功能食品等，产品创新必然带来对现有管理与标准的突破。2021年1月，透明质酸钠（HA，俗称玻尿酸）获卫健委批准为新食品原料，可应用于普通食品添加，产品适用范围从原来的仅作为保健食品原料添加剂，扩大到乳及乳制品、饮料类、酒类、可可制品、巧克力和巧克力制品（包括代可可脂巧克力及制品）以及糖果、冷冻饮品。该市场迎来小规模爆发。各食品企业纷纷上线含透明质酸钠的新产品线，如何营造出既鼓励创新也对市场负责，确保消费者安全的管理模式，这是我们必须共同面对的重要挑战；对企业产品创新中坚守安全、健康为第一防线的挑战；对科技界用科技力量支撑产品创新与确保食品安全与健康能力和水平的挑战。

随着网络技术的发展，由于明星效应、粉丝经济自带关注度和话题性，“网红”微商、

“带货主播”虚假宣传短时间窜入微博热搜。网红食品安全隐患越来越多，为食品安全的高发地带。“网上购物”对食品市场的现在与未来影响重大，目前已成为现代大部分消费者购物的首选渠道，而且消费重心在逐渐下沉。但急速发展的诸多网红食品“有品牌、无工厂”，或以“贴牌生产”的加工方式赚快钱，对产业链安全建设呈空心化、断条状，这种“快”与“空”并存的矛盾，使之成为食品安全与食品欺诈的“高发地带”。尤应成为监管部门和舆情关注的重点。

2019年8月，广州颜如玉生物科技有限公司（以下简称“颜如玉公司”）最高级别代理商浙江省金华市梨大胆生物科技有限公司（以下简称“梨大胆公司”）因虚假宣传被罚百万。随后，颜如玉公司声称虚假宣传为代理商个体行为，与公司无关，引发舆论热议。11月13日，媒体报道称李佳琦在其直播间售卖宣称为阳澄湖大闸蟹的“阳澄状元蟹”产品，实为产自全国各大湖区的螃蟹，遭虚假宣传质疑。相关信息一经曝出再度引发舆论关注。

近年来，微商、“网红带货”等新业态成为公众购物的新选择。同时虚假宣传、假冒伪劣等问题也随之凸显。由于微商平台、网络“直播带货”行业门槛低，虚假、夸大宣传的情况非常普遍且形式较为隐蔽，舆情易发且容易爆发，给监管带来挑战，监管部门需在智慧监管上不断探索创新，利用新技术、新方法解决新业态的新情况、新问题。

近年来，现调现制饮食品受到越来越多人的追捧，但相关食品安全问题却频频被媒体曝光，如“COCO奶茶”的“烟头事件”、“奈雪的茶”员工徒手操作等多起“网红”饮品店食品安全热点事件。从“网红”经济来看，“网红”餐饮普遍在高速扩张的过程中，品质把控、企业管理等方面不能同步提高，从业人员主体责任意识淡漠，监管部门监管不够。

技术创新带来的市场需求。我国人口基数大，食品消费量高，食品生产、加工、流通企业分散，传统法定检测无法实现食品检测全覆盖，我国的食品监管工作需要更加便携化、集约化、信息化、智能化的食品安全快速检测装备。随着基因芯片、生物传感器法、生物发光法等新技术的研发以及样品前处理技术的进步，食品快检的检测时间与准确度将进一步提升，从而凸显快检产品的优势，提升需求空间。

近年来，我国新的食品种类在没有经过危险性评估的情况下就大量在市场上销售，其安全性值得关注。首先是转基因食品的安全性。转基因食品就是通过转移动植物及微生物的基因，并加以改变，制造出具备新特征的食物种类。如利用生物技术将某些动物的基因转移到其他物种上去。使其出现原物种原来并不备的特征，这些转变可以按照人类所需的目标来完成。转基因食品质量安全问题当前转基因食品安全性争议范围之广，支持派认为如果转基因农业生物技术得不到社会支持，这一研究将被扼杀，并且强调，迄今为止并没有发现转基因食品危害人体健康和环境的确切证据。但环保组织认为这种违反自然的转基因作物及产品，未经长期安全测试，长期食用可能对人类及生态环境造成负面影响。尤其是注重环境和生态保护的欧盟国家，对转基因作物更加排斥，因而抵制美国转基因生物产品的进口。关于转基因生物安全性的争论主要在两个方面：一是通过食物链对人产生影响；二是通过生态链对环境产生影响。

其次是辐照食品的安全性。所谓辐照食品，是将食品经一定量的放射线照射，以抑制食品的发芽（如马铃薯、洋葱），杀灭食品中的害虫和微生物，从而防止食品的腐败变质，延长食品的保存期限。这种保存食品的新方法，具有价廉、方便、高效、安全等优点，且不损害食品的营养成分和不改变食品的口味。它与传统的食品保藏法相比，无疑是很大的进步。食品辐照保鲜并非让食品直接与放射性物质接触，而是利用放射性物质辐射出的高能量射线，杀灭食品中的病原微生物和寄生虫卵，并延缓细胞的成熟、分解过程，达到消毒、灭菌、保鲜的目的。食品在辐照后，蛋白质、糖类、脂肪的营养价值不会发生显著变化，它们的利用率基本不受辐照的影响。但是其物理化学性质会有一定的变化，如影响蛋白质的结构、抗原性等，脂肪可能产生过氧化物等。

微波技术食品对食品安全的影响。微波食品的安全性可能是最令人担忧的，因为微波加热时，食物的分子吸收大量能量，足以分解蛋白质的分子结构，导致食物的分子结构发生了改变，产生了人体不能识别的分子。科学家的研究表明，这些奇怪的新分子是人体不能接受的，有些有毒性，还可能致癌。另外，食品微波处理后，营养价值减少了。

食品新技术新资源的应用带来新的食品安全隐患。随着食品工业的迅速发展，大量食品新资源、食品添加剂新品种、新型包装材料、新工艺以及现代生物技术、酶制剂等新技术不断出现，造成直接应用于食品及间接与食品接触的化学物质日益增多，已经成为亟待重视和研究的问题。

食品包装被称作是“特殊食品添加剂”，它是现代食品工业的最后一道工序，在一定程度上，食品包装已经成为食品不可分割的重要组成部分。但我国食品包装行业面临的形势却不容乐观。包装作为食品的“贴身衣物”，其在原材料、辅料、工艺方面的安全性将直接影响食品质量，继而对人体健康产生影响。目前，用来包装食品的材料大多数是塑料制品，在一定的介质环境和温度条件下，塑料中的聚合物单体和一些添加剂会溶出，并且极少量地转移到食品和药物中，从而造成人体健康隐患。具体体现在印刷油墨和印刷辅料上。

印刷油墨：食品包装有害物质残留主要来源于包装材料，特别是包装印刷过程中使用含苯、正己烷、卤代烃等有害化工材料作主要原料的油墨、溶剂所致。而且，这类富含有害物质的油墨、溶剂在生产过程中还会引起操作工人的急性、慢性中毒，严重影响社会稳定。2005年甘肃某食品厂发现生产的薯片有股很浓的怪味，厂方立即把已经批发到市场的600多箱产品全部收回。经过兰州大学化学实验室的检测，认为怪味来自食品包装袋印刷油墨里的苯，其含量约是国家允许量的3倍，苯的残留量如果超标，有可能引起癌症和血液系统疾病。食品包装膜对油墨的要求除了具有一般的与基材结合力、耐磨性外，还要能够耐杀菌和水煮处理要求，及耐冻性、耐热性等以保证在运输、存储过程中不会发生油墨脱落、凝结等现象。

印刷辅料：食品包装印刷污染已经成为食品二次污染主要原因之一。一直以来被公认为是致癌物质的苯类，目前主要用于复合包装材料黏合剂和塑料印刷油墨的溶剂。由于在印刷过程中苯类溶剂挥发不完全，有可能造成苯类物质在包装材料中残留。在食品包装过程中，苯类物质渗透到食品中，从而造成对食品的污染。

食品工业的新技术大多数来自化工、生物等技术领域，采用这些新技术生产出来的食品对人体健康带来的影响，包括长期潜在的影响，需要及时跟进的相应技术加以定性、定量的认知并采取有效措施予以限定或修正。

保障食品安全是建设健康中国、增进人民福祉的重要内容，是以人民为中心发展思想的具体体现。食品安全是“管”出来的，仍需要不断完善食品安全监管体制机制，切实规范有序、运转协调、执行顺畅、监督有力的高效运行；食品质量是生产出来的，仍需要锻造天蓝、山青、水绿的良好生态环境，全社会合力严守食品供应链每一环节的安全，保障餐桌根本安全；“严谨的标准”是食品安全的准则、基础和前提，仍需要加快标准的制订、修订，建立科学、全面、可检验、能执行的严谨的标准体系，打牢防范食品安全风险的重要基础；科技让食品更加安全，仍需要我国食品安全科技领域持续创新发展，为实现食品产业供给侧结构性改革和提升食品安全保障水平提供更大支撑，让人民吃得放心。

思考题

1. 网络销售给食品安全带来的隐患是什么？
2. 你对转基因食物有什么看法？
3. 食品包装存在的安全隐患有哪些？

第3章 餐饮服务场所的食品安全要求

◎ 学习目标

本章重点学习餐饮服务场所的食品安全的要求，了解不同区间、不同岗位的具体操作要求，掌握食品安全保障措施，进一步规范操作行为，从而控制其危害发生。

◎ 学习目的

了解和掌握餐饮服务场所引起食品危害的各种因素，加强对食品安全的认识，规范具体食品加工过程中操作行为，控制食品危害，保障人民的生命安全。

◎ 学习重点

1. 餐饮服务场所各个环节食品安全要求；
2. 餐饮服务场所各个环节食品安全操作规范。

第一节 餐饮服务场所选址和布局的食品安全要求

餐饮服务场所，指与食品加工制作、供应直接或间接相关的区域，包括食品处理区、就餐区和辅助区。食品处理区是指贮存、加工制作食品及清洗消毒保洁餐用具（包括餐饮具、容器、工具等）的区域。主要包含：粗加工、切配、烹饪和备餐场所、专间、食品库房、餐用具清洗消毒和保洁场所等区域，可分为清洁操作区、准清洁操作区、一般操作区。餐饮服务场所，是食品安全生产的重要因素之一。餐饮服务场所的选址和布局，不仅仅是考虑经济效益，更多的是要注意食品生产的安全。因此，餐饮服务场所的选址布局，要把食品安全放在首位。

一、餐饮服务场所的选址

2011年8月22日，国家食品药品监督局颁布的《餐饮服务食品安全操作规范》（国食药监食〔2011〕395号）第十五条对餐饮服务场所的选址作出规定：

（1）应选择地势干燥、有给排水条件和电力供应的地区，不得设在易受到污染的区域。

（2）应距离粪坑、污水池、暴露垃圾场（站）、旱厕等污染源25m以上，并设置在粉尘、有害气体、放射性物质和其他扩散性污染源的影响范围之外。

（3）应同时符合规划、环保和消防等有关要求。

2018年7月国家市场监管总局发布的《餐饮服务食品安全操作规范》也对餐饮服务场所的选址作出规定：

①应选择与经营的餐食相适应的场所，保持该场所环境清洁。

②不得选择易受到污染的区域。应距离粪坑、污水池、暴露垃圾场(站)、旱厕等污染源25m以上，并位于粉尘、有害气体、放射性物质和其他扩散性污染源的影响范围外。

③宜选择地面干燥、有给排水条件和电力供应的区域。

从国家对餐饮服务场所选址的要求来看，这是保障食品安全的首要条件，实际上餐饮服务场所的选址主要就是避免食品与环境的交叉污染。粪坑、污水池、暴露垃圾场（站）、旱厕等是形成生物性污染的主要来源，容易滋生各种菌类、苍蝇、蟑螂等传播疾病的微生物和小动物，由于距离较近，这些传播疾病的微生物和小动物极易污染作业环境和食品。另外，这些污染源的气味异常，含有大量的硫化氢等腥臭异味的气体，也对人体健康不利，影响人体健康。而粉尘、有害气体、放射性物质和扩散性污染等这些物理化学污染源，也会时刻对食品和环境进行污染，对人体造成危害，损害人体健康，有些放射性物质不仅会对人体造成伤害，还会对食品及原料的性质进行改变。因此，餐饮服务场所的选址，对食品安全至关重要。

除上述相关因素外，还要根据企业规模的大小，在选址的基础上，合理布局功能区域，避免交叉污染，以保证企业的经营效益和食品安全。

餐饮服务场所的选址，除保障食品安全外，还要保证企业不会对环境和空气污染。如餐饮企业的给排水，污水不能直接排放到河流湖泊中，特别是在一些风景区，大多企业都没有良好的排水系统，国家对此也有一定的规定，不得污染环境；再如在人口聚集的居民区，餐饮企业的排烟也会给居民带来影响。因此，我国《（HJ554-2016）饮食业环境保护技术规范》中，也对饮食业的选址作出如下规定：

（1）饮食业单位选址应符合城镇规划、环境功能、饮食卫生和环境保护的要求，同时要与周边自然和人文环境相协调。

（2）新建住宅楼内不宜设置饮食业单位，现有住宅楼内不宜新设置产生油烟污染的饮食业单位。

（3）饮食业单位宜集中设置，规划配套的饮食业单位设在商业服务区域内。

（4）博物馆、图书馆、档案馆等的主体建筑不宜设置产生油烟污染的饮食业单位。

从我国“饮食业环境保护技术规范”对饮食业的选址作出的规定可以看出，我国对饮食业环境的要求非常严格，不仅要与城市规划相一致，还要和周边的自然和人文环境相协调，使饮食业建筑融汇到城市建设和文化建设上，协调一致，对博物馆、图书馆、档案馆等重要文物、档案保护部门，饮食业产生的油烟会对其产生不良后果。

二、餐饮服务场所的布局

餐饮服务场所的选址一旦确定，首先要对其场所进行合理的布局，在布局中要注意以下几点：

（1）设置与食品供应方式和品种相适应的初加工、切配、烹饪、面点制作、餐用具清洗消毒、备餐等加工操作场所，以及食品库房、更衣室、清洁工具存放场所等。各场所均设在室内。

（2）进行凉菜配制、裱花操作和食堂备餐，分别设置相应操作专间。

（3）制作现榨果蔬汁和水果拼盘及加工生食海产品，设置相应的专用操作场所。

（4）各加工操作场所按照原料进入、原料处理、半成品加工、成品供应的顺序合理布局，并能防止食品在存放、操作中产生交叉污染。

（5）用于原料、半成品、成品的工具、用具和容器，有明显的区分标识，存放区域分开设置。

（6）食品处理区面积与就餐场所面积之比，以及最大供餐人数符合《餐饮服务食品安全操作规范》等要求。

（7）切配烹饪场所面积≥食品处理区面积50%（全部用半成品烹饪的可适当减少），凉菜间面积≥食品处理区面积10%。

（8）凉菜间面积≥$5m^2$。

（9）加工经营场所内无圈养、宰杀活的禽畜类动物的区域（或距离25m以上）。

知识拓展

各类餐饮服务场所布局推荐要求

加工经营场所面积/m^2		食品处理区与就餐场所面积之比	切配烹饪场所累计面积	凉菜间累计面积	食品处理区为独立隔间的场所
餐馆	≤150	≥1：2.0	≥食品处理面积50%且≥$8m^2$	≥$5m^2$	加工烹饪、餐用具清洗消毒
	150~500（不含150，含500）	≥1：2.2	≥食品处理区面积50%	≥食品处理区面积10%	加工、烹饪、餐用具清洗消毒
	500~3000（不含500，含3000）	≥1：2.5	≥食品处理区面积50%	≥食品处理区面积10%	初加工、切配、烹饪、餐用具清洗消毒、清洁工具存放
	>3000	≥1：3.0	≥食品处理区面积50%	≥食品处理区面积10%	初加工、切配、烹饪、餐用具清洗消毒、餐用具保洁、清洁工具存放
快餐店 小吃店 饮品店	≤50	≥1：2.5	≥$8m^2$	≥$5m^2$	加工、（快餐店）备餐
	>50	≥1：3.5	≥$10m^2$	≥$5m^2$	
食堂	供餐人数100人以下食品处理区面积不小于$30m^2$，100人以上每增加1人增加$0.3m^2$，1000人以上超过部分每增加1人增加$0.2m^2$。切配烹饪场所占食品处理区面积50%以上			≥$5m^2$	备餐、其他参照餐馆相应要求设置

续表

加工经营场所面积/m^2	食品处理区与就餐场所面积之比	切配烹饪场所累计面积	凉菜间累计面积	食品处理区为独立隔间的场所
集体用餐配送单位	小于200m^2，面积与单班最大生产份数之比为1：2.5；200～400m^2，面积与单班最大生产份数之比为1：2.5；400～800m^2，面积与单班最大生产份数之比为1：4；800～1500m^2，面积与单班最大生产份数之比为1：6；面积大于1500m^2的，其面积与单班最大生产份数之比可适当减少			初加工、切配、烹饪、餐用具清洗消毒、餐用具保洁、分装、清洁工具存放

注：1. 各地食品药品监管部门可对小型餐馆、快餐店、小吃店、饮品店的场所布局，结合本地情况进行调整，报国家食品药品监督管理局备案。

2. 全部使用半成品加工的餐饮业经营者以及单纯经营火锅、烧烤的餐饮业经营者，食品处理区与就餐场所面积之比在上表基础上可适当减少。

案例

小陈看中了一家企业的沿街经营门面，房租也适中，小陈准备把这沿街门面租下来开个酒店。酒店装潢一新，但开业没几个月后，生意惨淡，还出了两次食物中毒事故。究其原因，原来，酒店门口有企业的一个变压器，占据了门口很多地方，导致许多车辆无法停放，而企业是经营木材加工，白天院内木屑飞扬，还有个旱厕，天气一热，臭气熏天，厨房的后门及窗户就开在院内，直接污染了整个厨房的食品。几个月下来，酒店就关门倒闭了。

案例点评

从这个案例可以看出，酒店服务业要有一个良好的加工和就餐环境，再加上善于经营，生意才会越做越好。因此，酒店的选址非常重要。

思考题

1. 餐饮业场所的选址有什么具体要求？
2. 餐饮业场所的布局要注意什么？

第二节　餐饮服务场所设施的食品安全要求

国家食品药品监督局颁布的《餐饮服务食品安全操作规范》（国食药监食〔2011〕395号）对餐饮服务企业的设施设备也提出了具体要求。

一、地面与排水设施

（1）食品处理区地面的铺设材料应无毒、无异味、不透水、耐腐蚀，结构应有利于排污和清洗的需要。

（2）食品处理区地面应平坦防滑，易于清洁、消毒，有利于防止积水。

（3）排水设施的设计和建造应保证排水畅通，便于清洁、维护；应能保证食品加工用水不受污染。

（4）需经常冲洗的场所地面和排水沟应有一定的排水坡度。

（5）排水沟应设有可拆卸的盖板，排水沟内不应设置其他管路。

（6）专间、专用操作区不应设置明沟，如设置地漏，应带有水封等装置，防止废弃物进入及浊气逸出。

（7）排水管道与外界相通的出口应有适当措施，以防止有害生物侵入。

二、墙壁与门窗设施

（1）食品处理区墙壁的涂覆或铺设材料应无毒、无异味、不透水、防霉、不易脱落、易于清洁。

（2）食品处理区内需经常冲洗的场所，在操作高度范围内的墙面还应光滑、防水、不易积聚污垢且易于清洗。

（3）食品处理区的门、窗应闭合严密，采用不透水、坚固、不变形的材料制成，结构上应易于维护、清洁。应采取必要的措施，防止门窗玻璃破碎后对食品和餐用具造成污染。需经常冲洗场所的门，表面还应光滑、不易积垢。

（4）餐饮服务场所与外界直接相通的门、窗应采取有效措施（如安装空气幕、防蝇帘、防虫纱窗、防鼠板等），防止有害生物侵入。

（5）专间与其他场所之间的门应能及时关闭。专间设置的食品传递窗应专用，可开闭。

三、屋顶与天花板设施

（1）餐饮服务场所天花板涂覆或装修的材料应无毒、无异味、防霉、不易脱落、易于清洁。

（2）食品烹饪、食品冷却、餐用具清洗消毒等区域天花板涂覆或装修的材料应不吸水、耐高温、耐腐蚀。

（3）食品半成品、成品和清洁的餐用具暴露区域上方的天花板应能避免灰尘散落，在结构上不利于冷凝水垂直下落，防止有害生物滋生和霉菌繁殖。

四、卫生间设施

（1）卫生间不应设置在食品处理区内，出入口不应与食品处理区直接连通，不宜直对就餐区。

（2）卫生间应设置独立的排风装置，排风口不应直对食品处理区或就餐区。卫生间的结构、设施与内部材质应易于清洁。卫生间与外界直接相通的门、窗应符合门窗的要求。

（3）应在卫生间出口附近设置符合要求的洗手设施。

（4）排污管道应与食品处理区排水管道分开设置，并设有防臭气水封。排污口应位于餐饮服务场所外。

五、更衣场所设施

（1）应与食品处理区处于同一建筑物内，宜位于食品处理区入口处。鼓励有条件的餐饮服务提供者设立独立的更衣间。

（2）更衣设施的数量应当满足需要。设置洗手设施的，应当符合洗手设施的要求。

六、贮存设施

（1）根据食品原料、半成品、成品的贮存要求，设置相应的食品库房或者贮存场所以及贮存设施，必要时设置冷冻、冷藏设施。

（2）同一库房内贮存原料、半成品、成品、包装材料的，应分设存放区域并显著标示，分离或分隔存放，防止交叉污染。

（3）库房应设通风、防潮设施，保持干燥。

（4）库房设计应使贮存物品与墙壁、地面保持适当距离，以利于空气流通，避免有害生物藏匿。

（5）冷冻、冷藏柜（库）应设有可正确显示内部温度的测温装置。

（6）清洁剂、消毒剂、杀虫剂、醇基燃料等物质的贮存设施应有醒目标识，并应与食品、食品添加剂、包装材料等分开存放或者分隔放置。

（7）应设专柜（位）贮存食品添加剂，标注“食品添加剂”字样，并与食品、食品相关产品等分开存放。

七、食品容器、工具和设备

（1）根据加工食品的需要，配备相应的容器、工具和设备等。不应将食品容器、工具和设备用于与食品盛放、加工等无关的用途。

（2）设备的摆放位置应便于操作、清洁、维护和减少交叉污染。固定安装的设备应安装牢固，与地面、墙壁无缝隙，或者保留足够的清洁、维护空间。

（3）与食品接触的容器、工具和设备部件，应使用无毒、无味、耐腐蚀、不易脱落的材料制成，并应易于清洁和保养。有相应食品安全国家标准的，应符合相关标准的要求。

（4）与食品接触的容器、工具和设备与食品接触的表面应光滑，设计和结构上应避免零件、金属碎屑或者其他污染因素混入食品，并应易于检查和维护。

（5）用于盛放和加工原料、半成品、成品的容器、工具和设备应能明显区分，分开放置和使用，避免交叉污染。

八、洗手设施

（1）食品处理区应设置洗手设施。

（2）洗手设施应采用不透水、不易积垢、易于清洁的材料制成。

（3）专间、专用操作区水龙头应采用非手动式，宜提供温水。

（4）洗手设施附近应配备洗手用品和干手设施等。

（5）从业人员专用洗手设施附近的显著位置还应标示简明易懂的洗手方法。

九、供水设施

（1）应能保证水质、水压、水量及其他要求符合食品加工需要。

（2）食品加工用水的水质应符合GB 5749的规定。对加工用水水质有特殊需要的，应符合相应规定。

（3）食品加工用水与其他不与食品接触的用水（如间接冷却水、污水、废水、消防用水等）的管道系统应完全分离，防止非食品加工用水逆流至食品加工用水管道。

（4）自备水源及其供水设施应符合有关规定。供水设施中使用的涉及饮用水卫生安全产品应符合相关规定。

十、通风排烟设施

（1）产生油烟的设备、工序上方应设置机械排风及油烟过滤装置，过滤器应便于清洁、更换。

（2）产生大量蒸汽的设备、工序上方应设置机械排风排气装置，并做好凝结水的引泄。

（3）与外界直接相通的排气口外应加装易于清洁的防虫筛网。

十一、餐用具清洗、消毒、保洁设施

（1）餐用具清洗、消毒、保洁设施与设备的容量和数量应能满足需要。

（2）餐用具清洗设施、设备应与食品原料、清洁工具的清洗设施、设备分开并能够明显区分。采用化学消毒方法的，应设置餐用具专用消毒设施、设备（图3-1）。

（3）餐用具清洗、消毒设施、设备应采用不透水、不易积垢、易于清洁的材料制成。

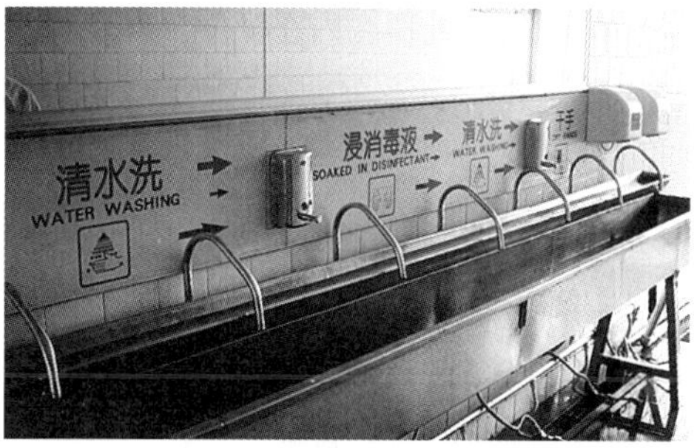

图3-1 餐用具清洗、消毒池

（4）应设置专用保洁设施或者场所存放消毒后的餐用具。保洁设施应采用不易积垢、易于清洁的材料制成，与食品、清洁工具等存放设施能够明显区分，防止餐用具受到污染。

十二、防尘、防鼠、防虫害设施

（1）加工经营场所门窗应按本条第二项规定设置防尘、防鼠、防虫害设施。

（2）加工经营场所可设置灭蝇设施。使用灭蝇灯的，应悬挂于距地面2m左右高度，且应与食品加工操作场所保持一定距离。

（3）排水沟出口和排气口应有网眼孔径小于6mm的金属隔栅或网罩，以防鼠类侵入。

（4）应定期进行除虫灭害工作，防止害虫滋生。除虫灭害工作不得在食品加工操作时进行，实施时对各种食品应有保护措施。

（5）加工经营场所内如发现有害动物存在，应追查和杜绝其来源，扑灭时应不污染食品、食品接触面及包装材料等。

（6）杀虫剂、杀鼠剂及其他有毒有害物品存放，应有固定的场所（或橱柜）并上锁，有明显的警示标识，并有专人保管。

（7）使用杀虫剂进行除虫灭害，应由专人按照规定的使用方法进行。宜选择具备资质的有害动物防治机构进行除虫灭害。

（8）各种有毒有害物品的采购及使用应有详细记录，包括使用人、使用目的、使用区域、使用量、使用及购买时间、配制浓度等。使用后应进行复核，并按规定进行存放、保管。

十三、采光照明设施

（1）食品处理区应有充足的自然采光或者人工照明，光泽和亮度应能满足食品加工需要，不应改变食品的感官色泽。

（2）食品处理区内在裸露食品正上方安装照明设施的，应使用安全型照明设施或者采取防护措施。

十四、废弃物暂存设施

（1）应设置专用废弃物存放设施。废弃物存放设施与食品容器应有明显的区分标识。

（2）废弃物存放设施应有盖，能够防止污水渗漏、不良气味溢出和虫害滋生，并易于清洁。

知识拓展

有些地方为了强化餐饮业硬件设施，对餐饮业的设施还作出了硬性规定，如：

（1）严禁临街门前设灶，餐厨必须分开。

（2）无四围结构的餐厅，必须用玻璃门或砖砌墙。

（3）一个房间须做餐厅与厨房的，必须隔断到顶。

（4）餐厅须用铝塑板吊顶。

（5）餐厅进门处必须有玻璃推拉门。

（6）厨房墙面必须贴白色瓷砖到顶。

（7）灶台、操作台的台面必须用白色瓷砖或不锈钢材料贴面。

（8）厨房内必须做不得小于长1.5m，高1m的壁柜，内外贴白色瓷砖，须做塑钢门或纱窗门。

（9）必须使用电、气、油等燃料，不得使用煤。

（10）厨房必须使用烟道式排烟设施。

（11）餐饮具洗消池内空大小不得小于40cm×40cm×40cm，并有标识。

（12）全面使用一次性消毒餐饮具的可以不使用电子消毒柜。否则，必须使用不小于100L的电子消毒柜。

（13）应有食品冷藏、冷冻设施，并能正常使用。

（14）必须有标识清楚并加盖的垃圾桶和潲水桶。

案例

无法开业的酒店

小李近几年做生意挣了些钱，他决定投资经营一家中上等酒店。酒店装潢完成后，卫生防疫部门、消防部门等却责令其整改，否则，不发放许可证和其他证件，营业执照自然也无法办理。究其原因，原来小李为了增大就餐面积，把库房改在吧台里面，厨房面积狭小，还没有专门的消毒、清洗设施场所，上下水道穿堂而过，没有消防通道，存在着极大的安全隐患和食品安全问题，不符合国家《食品安全法》《食品安全条例》《消防法》等，自然也就无法取得各种营业证件。

案例点评

通过以上案例可知，饮食服务场所的环境选择、控制非常重要。食物的加工场所、储存场所、销售场所、就餐场所等都有一定的安全标准，应严格按照标准的要求来对场所进行匹配，要注意饮食服务场所的每个环节，杜绝各种污染源，加强安全意识，确保产品在这样的场所中加工销售的安全，保证食品的质量。

思考题

1. 餐饮服务场所的地面与排水设施有什么要求？
2. 餐饮服务场所的墙壁与门窗设施有什么要求？
3. 餐饮服务场所的屋顶和天花板设施有什么要求？
4. 餐饮服务场所的卫生间设施有什么要求？
5. 餐饮服务场所的更衣场所设施有什么要求？
6. 餐饮服务场所的库房设施有什么要求？
7. 餐饮服务场所的专间设施有什么要求？
8. 餐饮服务场所的洗手消毒设施有什么要求？
9. 餐饮服务场所的供水设施有什么要求？
10. 餐饮服务场所的清洗、消毒、保洁设施有什么要求？
11. 餐饮服务场所的通风排烟设施有什么要求？
12. 餐饮服务场所的防虫、防鼠、防虫害设施有什么要求？
13. 餐饮服务场所的采光照明设施有什么要求？
14. 餐饮服务场所的废弃物暂存设施有什么要求？

第三节　餐饮服务场所设备的食品安全要求

用于食品生产经营的工具、设备，指在食品或者食品添加剂生产、流通、使用过程中直接接触食品或者食品添加剂的机械、管道、传送带、容器、用具、餐具等。用于餐饮加工操作的工具、设备材质要无毒无害、标志明显，并做到分开使用。要定位存放，用后洗净，保持清洁，或者接触直接入口食品的工具、设备在没有使用前进行消毒。

一、设备、工具和容器要求

（1）接触食品的设备、工具、容器、包装材料（图3-2）等应符合食品安全标准或要求。

（2）接触食品的设备、工具和容器应易于清洗消毒、便于检查，避免因润滑油、金属碎屑、污水或其他的可能引起污染。

（3）接触食品的设备、工具和容器与食品的接触面应平滑、无凹陷或裂缝，内部角落部位应避免有尖角，以避免食品碎屑、污垢等的聚积。

（4）设备的摆放位置应便于操作、清洁、维护和减少交叉污染。

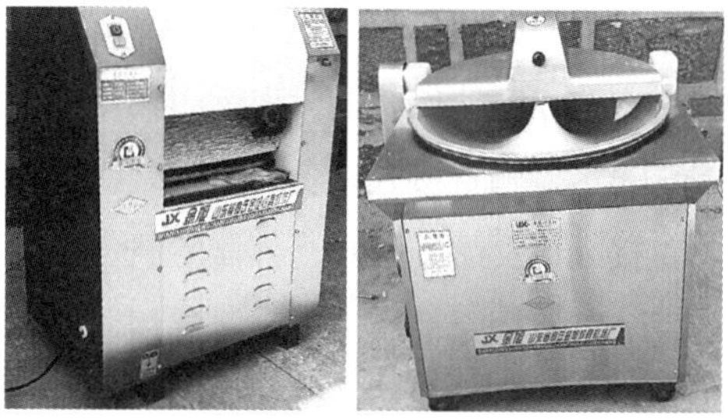

揉面压皮机　　切菜机

图3-2　揉面压皮机和切菜机

（5）用于原料、半成品、成品的工具和容器，应分开摆放和使用并有明显的区分标识；原料加工中切配动物性食品、植物性食品、水产品的工具和容器，应分开摆放和使用并有明显的区分标识。

（6）所有食品设备、工具和容器，不宜使用木质材料，必须使用木质材料时应不会对食品产生污染。

（7）集体用餐配送单位和中央厨房应配备盛装、分送产品的专用密闭容器，运送产品的车辆应为专用封闭式，车辆内部结构应平整、便于清洁，设有温度控制设备。

二、场所及设施设备管理要求

（1）应建立餐饮服务加工经营场所及设施设备清洁、消毒制度，各岗位相关人员应按照推荐的《餐饮服务场所、设施、设备及工具清洁方法》的要求进行清洁，使场所及其内部各项设施设备随时保持清洁。

（2）应建立餐饮服务加工经营场所及设施设备维修保养制度，并按规定进行维护或检修，以使其保持良好的运行状况。

（3）食品处理区不得存放与食品加工无关的物品，各项设施设备也不得用作与食品加工无关的用途。

三、用具、设备清洗消毒保洁要求

（1）根据加工食品的品种，配备能正常运转的清洗、消毒、保洁设备设施（图3-3）。

（2）采用有效的物理消毒或化学消毒方法。

（3）各类清洗消毒方式设专用水池的最低数量：采用

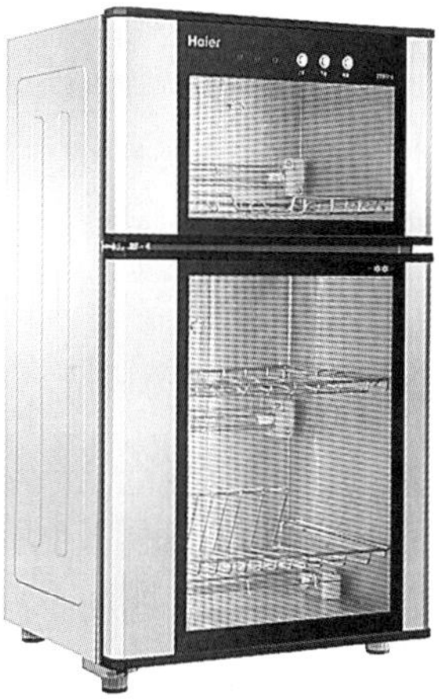

图3-3　消毒柜

化学消毒的，至少设有3个专用水池或容器。采用热力消毒的，可设置2个专用水池或容器。各类水池或容器以明显标识标明其用途。

（4）接触直接入口食品的工具、容器清洗消毒水池专用，与食品原料、清洁用具及接触非直接入口食品的工具、容器清洗水池分开。

（5）工用具清洗消毒水池使用不锈钢或陶瓷等不透水材料、不易积垢并易于清洗。

（6）设专供存放消毒后工用具的保洁设施，标记明显，易于清洁。

（7）清洗、消毒、保洁设备设施的大小和数量能满足需要。

知识拓展

某食品厂食品设备设施管理制度

一、食品处理应按照原料进入、原料处理、半成品加工、成品供应的流程合理布局设施、设备，防止在操作中产生交叉污染。

二、配备与食品品种、数量相适应的消毒、更衣、采光、照明、通风、防腐、防尘、防蝇、防鼠、防虫、漂洗以及污水处理、存放垃圾和废物的设备或设施。主要设施应易于维修和清洁。

三、有效消除老鼠、蟑螂、苍蝇及其他有害昆虫及其滋生条件。加工与用餐场所（所有出入口），设置纱门、纱窗、门帘或空气幕，如木门下端设金属隔栏或网罩；距地面2m高度可设置灭蝇设施。

四、配置方便使用的从业人员洗手设施，附近设有相应清洗、消毒用品、干手设施和洗手消毒方法标示。宜采用非手动开关或可自动关闭的开关。

五、食品处理区应采用机械排风、空调等设施，保持良好通风，及时排除潮湿和污浊空气。

六、用于加工、储存食品的工具、容器或包装材料和设备应当符合食品安全标准，无异味、耐腐蚀、不易发霉。食品接触面原则上不得使用木质材料（工艺要求的必须除外），必须使用木质材料的工具，应保证不会对食品产生污染。

七、各功能区和食品原料、半成品、成品操作台、刀具、砧板等工具，应分开定位存放使用，并有明显标示。

八、储存、运输食品，应具有符合保证食品安全所要求的设备、设施，配备专用车辆和密封容器，远程运输食品须使用符合要求的专用封闭式冷藏（保温）车，每次使用前应进行有效的清洗消毒，不得将食品与有毒、有害物品放一起运输。

九、应当定期维护食品加工、储存、陈列、消毒、保洁、保温、冷藏、冷冻等设施，校验计量器具，及时清理清洗，必要时消毒，确保正常运转和使用。

十、用于食品加工操作的设备、设施不得用作与食品加工无关的用途。

案例

被污染的面粉

山东省某小学57名学生在食堂就餐后出现呕吐、肠胃不适等情况，医生初步诊断为急性胃炎。当地公安、教育、卫生、食药监等部门经过数日排查，排除人为破坏、蔬菜药物残留中毒和重金属中毒等原因，发现事故原因为：学校馒头机突发机械故障，机油泄漏，面粉被污染，制成馒头后被学生食用所致。

记者致电当地相关部门负责人，他表示，当时出现症状并且入院治疗的共有57名学生，就近安排到医院接受治疗后，次日下午，大多数学生康复，返回学校正常上课，5名学生继续住院观察治疗，之后又有1名出院学生出现病情反复。经过近2个月的治疗，6名学生中2名已经出院，仍未治愈的4名学生因“病因不详，无法对症下药”，再次转入北京天坛医院就医。

案例点评

通过以上案例，我们发现，餐饮服务的场所中的各类设施、设备的安全卫生非常重要，要随时保证食品设备一个良好的安全卫生状态，不能因为设备而带来对环境以及食物本身的危害，要随时检查设施设备，保持其清洁卫生，不留死角，不给微生物存留任何生存的机会。要加强对设施设备的管理，提高安全意识，一旦发现问题，及时解决，避免上述案件的发生。

思考题

1. 餐饮服务场所设备包括哪些？有什么具体要求？
2. 餐饮服务场所设备在管理上有什么要求？

第4章

餐饮业从业人员的食品安全要求与操作规范

◎ 学习目标

本章重点学习餐饮服务场所从业人员的食品安全的要求，了解餐饮服务场所从业人员在不同区间、不同岗位的具体操作要求，掌握食品安全保障措施，进一步规范操作行为，从而控制其危害发生。

◎ 学习目的

了解和掌握对餐饮服务场所从业人员的管理，加强对食品安全的认识，规范具体食品加工过程中操作行为，控制食品危害，保障人民的生命安全。

◎ 学习重点

1. 餐饮服务场所从业人员的健康要求；
2. 餐饮服务场所从业人员的安全操作规范。

第一节　餐饮业从业人员的健康管理

餐饮服务从业人员的健康状况直接关系着餐饮服务食品安全和公众健康，餐饮服务单位从业人员须持有健康合格证明方可上岗从事餐饮服务工作。要切实加强餐饮服务从业人员健康管理，并形成长效监管机制，有效控制餐饮服务食品安全风险，创建餐饮安全消费健康环境，切实保障人民群众饮食安全和身体健康。

《食品安全法》第四十五条规定：食品生产经营者应当建立并执行从业人员健康管理制度。患有国务院卫生行政部门规定的有碍食品安全疾病的人员，不得从事接触直接入口食品的工作。从事接触直接入口食品工作的食品生产经营人员应当每年进行健康检查，取得健康证明后方可上岗工作。

一、食品安全管理机构和人员职责

国家食品药品监督局颁布的《餐饮服务食品安全操作规范》（国食药监食〔2011〕395号）第九条对餐饮服务企业食品安全管理机构提出了具体要求。

（1）建立健全食品安全管理制度，明确食品安全责任，落实岗位责任制。食品安全管理制度主要包括：从业人员健康管理制度和培训管理制度，加工经营场所及设施设备清洁、消毒和维修保养制度，食品、食品添加剂、食品相关产品采购索证索票、进货查验和台账记录制度，关键环节操作规程，餐厨废弃物处置管理制度，食品安全突发事件应急处置方案，投诉受理制度以及食品药品监管部门规定的其他制度。

（2）制订从业人员食品安全知识培训计划并加以实施，组织学习食品安全法律、法规、规章、规范、标准、加工操作规程和其他食品安全知识，加强诚信守法经营和职业道德教育。

（3）组织从业人员进行健康检查，依法将患有有碍食品安全疾病的人员调整到不影响食品安全的工作岗位。

（4）制订食品安全检查计划，明确检查项目及考核标准，并做好检查记录。

（5）组织制订食品安全事故处置方案，定期检查食品安全防范措施的落实情况，及时消除食品安全事故隐患。

（6）建立食品安全检查及从业人员健康、培训等管理档案。

（7）承担法律、法规、规章、规范、标准规定的其他职责。

二、食品安全管理人员基本要求

（1）身体健康并持有有效健康证明（图4-1）。

（2）具备2年以上餐饮服务食品安全工作经历。

（3）持有有效培训合格证明。

（4）食品药品监督管理部门规定的其他条件。

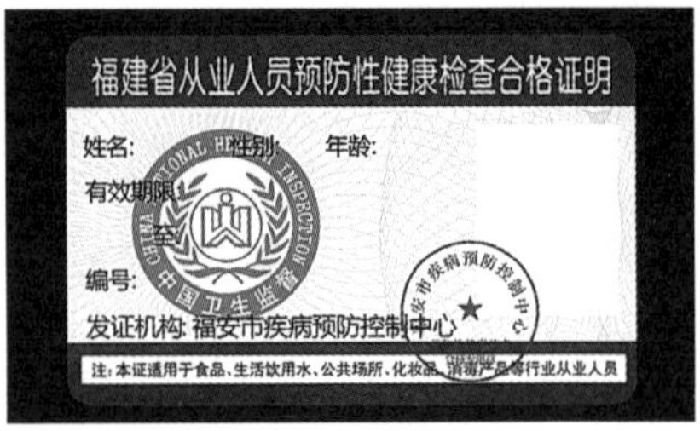

图4-1　健康证明

三、从业人员健康管理要求

（1）应建立并执行食品从业人员健康管理制度。

（2）从事切菜、配菜、烹饪、传菜、餐用具清洗消毒等接触直接入口食品工作的人员应每年进行健康检查，取得健康证明后方可上岗。

（3）患有霍乱、细菌性和阿米巴性痢疾、伤寒和副伤寒、病毒性肝炎（甲型、戊型）、活动性肺结核、化脓性或者渗出性皮肤病等国务院卫生行政部门规定的有碍食品安全疾病的人员，不应从事接触直接入口食品的工作。

（4）食品从业人员每天上岗前应进行健康状况检查，发现患有发热、呕吐、腹泻、咽部严重炎症等病症及皮肤有伤口或者感染的从业人员，应暂停从事接触直接入口食品的工作，待查明原因并排除有碍食品安全的疾病后方可重新上岗。

四、从业人员培训要求

（1）餐饮服务企业应建立食品安全培训制度，对各岗位从业人员进行相应的食品安全知识培训。

（2）应根据不同岗位的实际需求，制定和实施食品安全年度培训计划，并做好培训记录。

（3）当食品安全相关的法律法规标准更新时，应及时开展培训。

（4）应定期审核和修订培训计划，评估培训效果，并进行检查，以确保培训计划的有效实施（图4-2）。

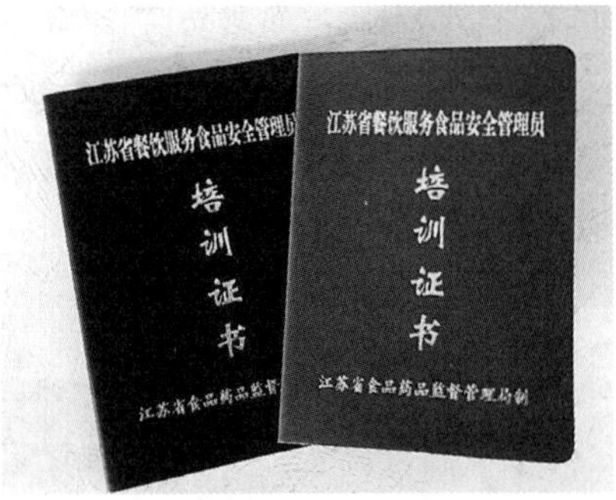

图4-2　食品安全管理员培训证书

知识拓展

餐饮从业人员健康管理制度

一、为预防传染病的传播和由于食品污染引起的食源性疾病及食物中毒的发生，保证广大消费者和员工的身体健康，根据《食品安全法》《食品安全法实施条例》有关规定，制定本制度。

二、凡在本单位从事直接为顾客服务的所有餐饮工作人员（包括厨师、服务员、洗碗工、采购员、库管员、管理员、餐厅领班等）均应遵守本制度。

三、所有餐饮从业人员在人事部报到后，开始工作前（包括临时工）必须先到指定的卫生机构进行健康检查，取得健康证明后方可从事餐饮工作。

四、餐饮部负责人或食品卫生管理员要及时对在本单位从事餐饮工作的人员进行登记造册，按照人事部安排，组织从业人员每年定期到指定卫生机构进行健康检查。

五、对凡发现患有痢疾、伤寒、病毒性肝炎等消化道传染病（包括病原携带者），活动性肺结核，化脓性或者渗出性皮肤病以及其他有碍食品卫生疾病的人员，人事部必须立即通知所在部门予以调离，不得参加接触直接入口食品的工作，并按规定进行治疗。

六、从业人员健康证明应随身佩带（携带）或交主管部门统一保存，以备检查。

七、单位食品卫生管理员和部门经理要随时掌握从业人员的健康状况，并对其健康证明进行定期检查。

案例1

加工经营违禁食品案

2003年1月8日，南通市卫生监督所接到举报，对海安县（现海安市）宏鑫食品厂进行检查，查出其原料面粉未进行索证、从业人员未领取健康合格证明。其方便面成品及原料经检验不符合国家卫生标准。南通市卫生局对该厂处以责令停止生产经营、罚款15000元，销毁不合格方便面共计10.44t。

案例点评

一些食品加工企业不按照规定对原料生产企业进行索证，导致进了不合格的产品，食品生产企业在采购原料的时候应该有意识先进行一个检测，只有合格的原料才能投入生产。同时从业人员不领取健康证也是很多食品生产企业和餐饮企业存在的不良现象，这直接关系到食品的安全。

案例2

无证经营案

××市水务培训中心因无食品许可证、23个从业人员无健康合格证明从事餐饮活动，2003年8月12日，被××市卫生局处以责令改正并罚款40000元的行政处罚。

案例点评

无证经营目前也是食品行业一个比较严重的现象。很多单位经常在没有取得许可证的情况下就开始从事餐饮行业，直接对外营业。目前很多的夜间排档就存在这种现象，没有许可证，相关人员也没有健康证就开始制作各种食物，这肯定会给市民的健康带来隐患。

饮食行业个人健康证是从事食品行业的前提和保障。国家《食品安全法》对此作出了明文规定，上述案件违反了《食品安全法》的要求。这些从事食品生产的人，不仅要有健康证，还要每年进行体检。因为，人体一旦得了一些传染性的疾病，就会在食品加工过程中污染食物，不能保证食品质量和安全。因此，要保证食品从业人员的身体健康，一旦发现，立即调离。

思考题

1. 食品安全管理机构和人员职责有哪些？
2. 食品安全管理人员基本要求有哪些？

3. 从业人员健康管理要求有哪些?

4. 从业人员培训要求有哪些?

第二节　餐饮业从业人员的卫生要求与操作规范

餐饮业从业人员是指从事餐饮行业经营管理、生产加工、采购销售等工作的一切人员。这些人员时刻与食品或原料接触，因此，对餐饮业从业人员的卫生要求至关重要。

一、采购人员操作规范

（1）接受常用食品的鉴别检查方法培训并基本掌握鉴别要领，掌握常用食品的质量标准和规定。

（2）有定点采购单位的食品流通许可证复印件（要与原件相对照并相符）。

（3）非定点单位在采购前坚持索取食品流通许可证制度。

（4）采购中必须对每种食品的质量进行感官检查并自我评估。

（5）禁止采购下列食品。

① 有毒、有害、腐烂变质、酸败、霉变、生虫、污秽不洁，混有异物或有其他感官性状异常的食品；

② 无检验合格证明（图4-3）的肉类食品；

③ 超过保质期限及其他不符合食品标签规定的定型包装食品；

④ 无食品流通许可证、食品生产许可证（图4-4）

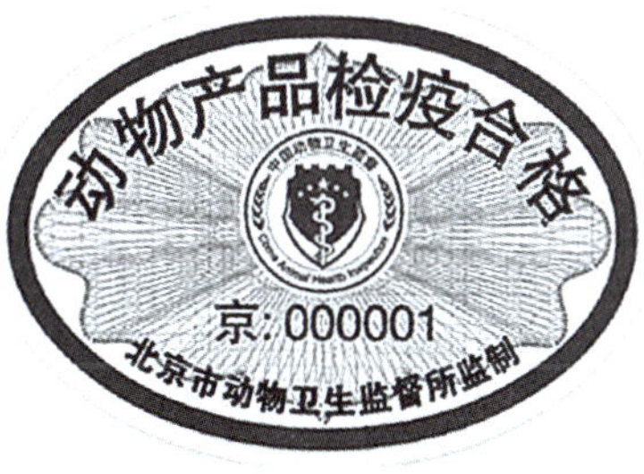

图4-3　动物产品检疫合格证

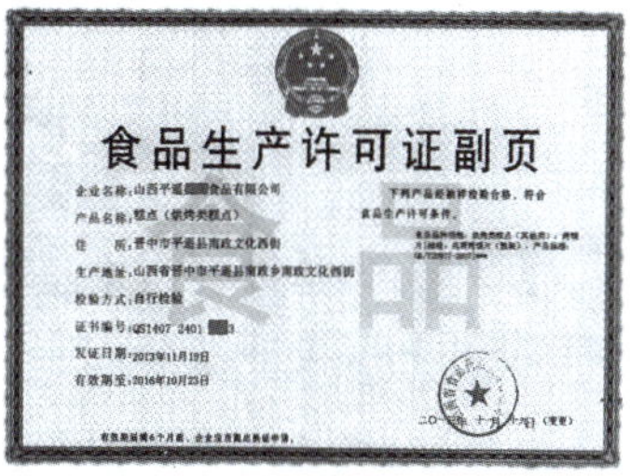

图4-4　食品生产许可证

的食品生产经营者供应的食品。

（6）食品在入库前必须与库管员进行交接，并有交接记录、签名、时间。

二、库管员操作规范

（1）掌握常用食品的鉴别检查方法，掌握常用食品的质量标准及规定。

（2）食品入库前必须与采购员针对每件食品进行验收交接并有交接记录、签名、交接说明。

（3）入库食品要分类、分架、隔墙10cm，离地10cm（米、面需隔墙15cm，离地25cm）存放，各类食品的存放要有明显标志。

（4）食品要坚持先进先出的原则并有记录。

（5）做到定期（2～3d）对食品进行全面检查，及时发现并对腐烂、变质或超过保质期的食品随时处理。

（6）保持库房的清洁、通风良好，具有防鼠、防蚊、防蝇、防潮、防霉等设施，并运转正常。

（7）禁止存放有毒有害物品、杂品、个人用品及与库房不相关的任何物品。

（8）食品出库前必须有出库记录，必要时提出出库食品的质量情况。

（9）对特殊食品（如鸡蛋要倒箱入库，食品外包装在入冷藏或冰柜前应除去）要按食品保存的规范进行。

三、初加工人员操作规范

（1）掌握常用食品的鉴别检验方法，掌握常用食品质量的标准及规定。

（2）对每件食品要有与库管员、采购员的验收交接并有记录、签名、交接日期。

（3）保持初加工间或初加工区的卫生整洁。

（4）初加工所用容器、用具要保持清洁、卫生，必要时对所用容器、用具进行消毒处理。

（5）不得加工腐败、变质或其他感官性状异常的食品及食品原料。

（6）蔬菜、肉类、水产品要分池清洗并有明显标志。

（7）蔬菜要按浸泡、清洗、控水、初加工、清洁容器盛放。

（8）肉类食品要按先清洗后加工的方式处理，并做好防止污染的各项准备工作。

（9）冷冻食品要在自然解冻之后清洗、初加工，并放入清洁的容器内，注意存放时间，存放条件。

（10）对特殊的食品，如土豆、水产品、肉类等要注意先去除有害、无用部分后再按操作规范操作。

四、加工人员操作规范

（1）对所加工的食品要详细、认真地检查，禁止加工腐败、变质或其他感官性状异常的食品及食品原料。

（2）不选用、不切配、不烹调、不加工腐败、变质、有毒有害食品。

（3）块状、冷冻、易产生中毒等食品必须充分加热、烧熟煮透，禁止出现外热内生食品。

（4）加工剩余的半成品、成品根据实际需要进行冷藏或冷冻储藏。

（5）隔夜、隔餐的外购熟食回锅必须彻底加热后供应。

（6）调料、辅助用品及容器必须保持清洁、卫生。

（7）用于原料、半成品、成品的所有工具、容器必须标志明显，并做到分开使用，定位存放，用后清洗，保持清洁。

（8）按国家卫生标准和有关规定使用食品添加剂。

五、凉菜制作人员的操作规范

（1）操作人员在操作前必须穿戴洁净的工作衣帽，并将手洗净、消毒。

（2）操作前半小时及每天必须定时进行空气消毒。

（3）环境整洁、卫生，食品原料、半成品、个人物品、其他杂品禁止进入凉菜间。

（4）凉菜由专人加工制作，非凉菜间工作人员不得擅自进入凉菜间。

（5）加工凉菜的工具、容器必须专用，用前必须按消毒规范进行消毒，用后必须洗净并保持清洁。

（6）供加工凉菜用的蔬菜、水果等食品原料，必须清水浸泡、洗净、消毒，未经清洗处理的，不得带入凉菜间。

（7）制作肉类、水产品类凉菜拼盘的原料，应当餐用完，如必须有剩余，并且剩余食品尚需使用的必须冷藏或冷冻。

（8）凉菜间的冷藏、冷冻设备必须专用并保证清洁、卫生、无污染。

（9）奶油类原料应在10℃以下储存。

六、餐厅服务人员操作规范

（1）保持餐厅的卫生整洁。

（2）餐具应在就餐半小时内摆放，餐具摆放超过当次就餐时间未使用的应回收保洁。

（3）保持保洁柜的清洁、卫生，并对保洁柜定期消毒。

（4）在餐具摆放后或有顾客就餐时不得清扫地面。

（5）销售直接入口食品时，必须使用专用工具分拣传递食品。

（6）专用工具应当定位放置，货款分开。

（7）上岗前要穿戴整齐并保持服装的清洁。

（8）发现或被顾客告知所提供的食品确有感官性状异常或可疑变质时，服务人员应当立即撤换并同时告知有关备餐人员。

七、餐具消毒员操作规范

（1）必须掌握专用消毒水池的水容量，做好刻度标识。

（2）药物消毒餐具必须按一刮、二洗、三消毒、四清洗、五保洁的程序进行。

（3）消毒器械消毒必须按一刮、二洗、三消毒、四保洁的程序进行。

（4）药物消毒时使用的清洗剂、消毒剂必须符合食品用洗涤剂、消毒剂的卫生标准和要求。

（5）已消毒和未消毒的餐饮具必须分开存放，并在餐饮具储存柜上有明显的标记。

（6）药物消毒时要严格按消毒药品的使用说明配比药液，消毒餐具量较大时要注意药液的浓度及消毒时间、消毒状况。清洗时，注意不允许有药液的残留。

（7）消毒后的餐具表面清洁、光滑、无食物残渣、无异味，残水不超过两滴。

（8）餐具保洁柜要定期清洗，必要时进行消毒处理，保持洁净。

八、从业人员的个人卫生要求

（1）从业人员工作时，应保持良好的个人卫生。

（2）从业人员工作时，应穿清洁的工作服。

（3）食品处理区内从业人员不应留长指甲、涂指甲油，不应化妆。工作时，佩戴的饰物不应外露；应戴清洁的工作帽，避免头发掉落污染食品。

（4）专间和专用操作区内的从业人员操作时，应佩戴清洁的口罩。口罩应遮住口鼻。

（5）从业人员个人用品应集中存放，存放位置应不影响食品安全。

（6）进入食品处理区的非从业人员，应符合从业人员卫生要求。

知识拓展

《中华人民共和国食品安全法》对有关违法行为的处罚

第一百二十二条　违反本法规定，未取得食品生产经营许可从事食品生产经营活动，或者未取得食品添加剂生产许可从事食品添加剂生产活动的，由县级以上人民政府食品安全监督管理部门没收违法所得和违法生产经营的食品、食品添加剂以及用于违法生产经营的工具、设备、原料等物品；违法生产经营的食品、食品添加剂货值金额不足一万元的，并处五万元以上十万元以下罚款；货值金额一万元以上的，并处货值金额十倍以上二十倍以下罚款。

明知从事前款规定的违法行为，仍为其提供生产经营场所或者其他条件的，由县级以上人民政府食品安全监督管理部门责令停止违法行为，没收违法所得，并处五万元以上十万元以下罚款；使消费者的合法权益受到损害的，应当与食品、食品添加剂生产经营者承担连带责任。

第一百二十三条　违反本法规定，有下列情形之一，尚不构成犯罪的，由县级以上人民政府食品安全监督管理部门没收违法所得和违法生产经营的食品，并可以没收用于违法生产经营的工具、设备、原料等物品；违法生产经营的食品货值金额不足一万元的，并处十万元以上十五万元以下罚款；货值金额一万元以上的，并处货值金额十五倍以上三十倍以下罚款；情节严重的，吊销许可证，并可以由公安机关对其直接负责的主管人员和其他直接责任人员处五日以上十五日以下拘留：

（一）用非食品原料生产食品、在食品中添加食品添加剂以外的化学物质和其他可能危害人体健康的物质，或者用回收食品作为原料生产食品，或者经营上述食品；

（二）生产经营营养成分不符合食品安全标准的专供婴幼儿和其他特定人群的主辅食品；

（三）经营病死、毒死或者死因不明的禽、畜、兽、水产动物肉类，或者生产经营其制品；

（四）经营未按规定进行检疫或者检疫不合格的肉类，或者生产经营未经检验或者检验不合格的肉类制品；

（五）生产经营国家为防病等特殊需要明令禁止生产经营的食品；

（六）生产经营添加药品的食品。

明知从事前款规定的违法行为，仍为其提供生产经营场所或者其他条件的，由县级以上人民政府食品安全监督管理部门责令停止违法行为，没收违法所得，并处十万元以上二十万元以下罚款；使消费者的合法权益受到损害的，应当与食品生产经营者承担连带责任。

违法使用剧毒、高毒农药的，除依照有关法律、法规规定给予处罚外，可以由公安机关依照第一款规定给予拘留。

第一百二十四条 违反本法规定，有下列情形之一，尚不构成犯罪的，由县级以上人民政府食品安全监督管理部门没收违法所得和违法生产经营的食品、食品添加剂，并可以没收用于违法生产经营的工具、设备、原料等物品；违法生产经营的食品、食品添加剂货值金额不足一万元的，并处五万元以上十万元以下罚款；货值金额一万元以上的，并处货值金额十倍以上二十倍以下罚款；情节严重的，吊销许可证：

（一）生产经营致病性微生物，农药残留、兽药残留、生物毒素、重金属等污染物质以及其他危害人体健康的物质含量超过食品安全标准限量的食品、食品添加剂；

（二）用超过保质期的食品原料、食品添加剂生产食品、食品添加剂，或者经营上述食品、食品添加剂；

（三）生产经营超范围、超限量使用食品添加剂的食品；

（四）生产经营腐败变质、油脂酸败、霉变生虫、污秽不洁、混有异物、掺假掺杂或者感官性状异常的食品、食品添加剂；

（五）生产经营标注虚假生产日期、保质期或者超过保质期的食品、食品添加剂；

（六）生产经营未按规定注册的保健食品、特殊医学用途配方食品、婴幼儿配方乳粉，或者未按注册的产品配方、生产工艺等技术要求组织生产；

（七）以分装方式生产婴幼儿配方乳粉，或者同一企业以同一配方生产不同品牌的婴幼儿配方乳粉；

（八）利用新的食品原料生产食品，或者生产食品添加剂新品种，未通过安全性评估；

（九）食品生产经营者在食品安全监督管理部门责令其召回或者停止经营后，仍拒不召回或者停止经营。

除前款和本法第一百二十三条、第一百二十五条规定的情形外，生产经营不符合法律、法规或者食品安全标准的食品、食品添加剂的，依照前款规定给予处罚。

生产食品相关产品新品种，未通过安全性评估，或者生产不符合食品安全标准的食品相关产品的，由县级以上人民政府食品安全监督管理部门依照第一款规定给予处罚。

案例

公共用具用品不洁时有发生

2014年4月3日，辽宁朝阳市卫生监督部门工作人员对辖区内朝阳银顶餐饮服务有限公司进行日常监督检查中发现：安排未获得有效健康合格证明的从业人员直接为顾客服务；给顾客提供的公共用品用具未按有关卫生标准要求清洗、消毒、保洁。朝阳市卫生监督部门责令其限期改正，给予警告并处罚款2000元。

案例点评

从事食品行业的人员，要对公共物品及时进行清洗、消毒和保洁，达到国家的卫生标准。因为这些公共用品、用具是直接盛装食物，一旦出现不洁或受到污染，将直接影响食品的质量，会交叉污染食物。因食物用品用具不洁而出现的案例很多，人们在公共场所就餐时，要特别注意公共用品用具的安全卫生。

思考题

1. 采购人员操作规范有哪些？
2. 库管员操作规范有哪些？
3. 初加工人员操作规范有哪些？
4. 加工人员操作规范有哪些？
5. 凉菜制作人员的操作规范有哪些？
6. 餐厅服务人员操作规范有哪些？
7. 餐具消毒员操作规范有哪些？
8. 从业人员的个人卫生要求有哪些？

第5章 餐饮业食品加工环节的食品安全与操作规范

◎ 学习目标

本章重点学习餐饮业食品加工的各个加工环节食品安全的要求。了解不同区间、不同岗位的具体操作要求，掌握食品安全保障措施，进一步规范操作行为，从而控制其危害发生。

◎ 学习目的

了解和掌握餐饮服务场所各个加工环节引起食品危害的各种因素，加强对食品安全的认识，规范具体食品加工过程中各个加工环节的操作行为，控制食品危害，保障人民的生命安全。

◎ 学习重点

1. 餐饮服务场所各个环节食品安全要求；
2. 餐饮服务场所各个环节食品安全操作规范。

第一节　餐饮业食品原料采购环节的食品安全与操作规范

食品生产者采购食品原料、食品添加剂、食品相关产品，应当查验供货者的许可证和产品合格证明文件；对无法提供合格证明文件的食品原料，应当依照食品安全标准进行检验；不得采购或者使用不符合食品安全标准的食品原料、食品添加剂、食品相关产品。

食品生产企业应当建立食品原料、食品添加剂、食品相关产品进货查验记录制度，如实记录食品原料、食品添加剂、食品相关产品的名称、规格、数量、供货者名称及联系方式、进货日期等内容。

食品原料、食品添加剂、食品相关产品进货查验记录应当真实，保存期限不得少于2年。

一、原料采购要求

（1）应符合国家有关食品安全标准和规定的有关要求，并应进行验收，不得采购2021年修订的《食品安全法》第三十四条禁止生产经营的食品、食品添加剂、食品相关产品：《农产品质量安全法》第三十六条规定不得销售的农产品。

（2）建立食品、食品原料、食品添加剂和食品相关产品的采购、查验和索证索票制度。

（3）从食品生产单位、批发市场等批量采购的，应查验供货者的食品生产经营许可证和食品合格证明（图5-1）等文件。

（4）从固定供货商或供货基地采购的，应索取并留存供货基地或供货商的资质证明、采购供货合同、每笔供货清单。

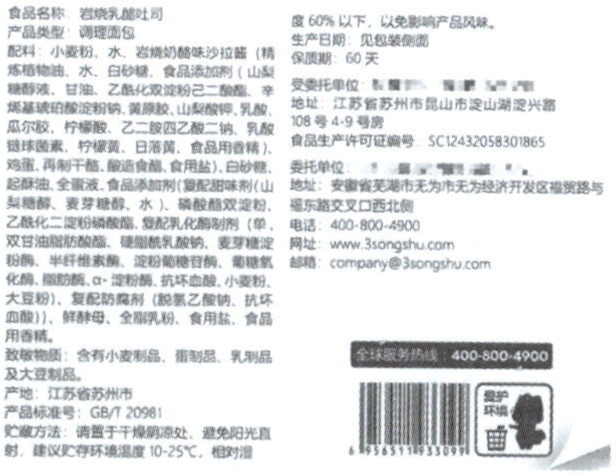

图5-1　食品合格证

（5）采购记录应如实记录食品、食品原料、食品添加剂和食品相关产品的名称、规格、数量、生产批号、保质期、供货者名称及联系方式、进货日期等内容，或者保留载有上述信息的进货票据（图5-2）。

（6）采购记录及相关资料应按产品品种、进货时间先后次序有序整理，妥善保存备查，记录、票据的保存期限不得少于2年。

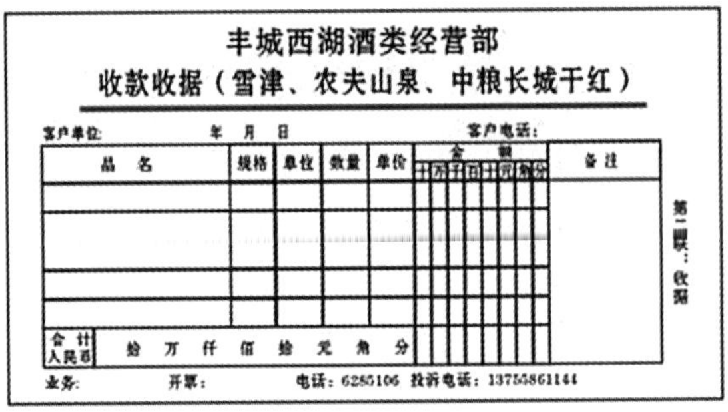

图5-2　进货票据

（7）入库前应进行验收，出入库时应登记，做好记录。

二、采购验收操作规程

采购的食品、食品相关产品等应符合国家有关食品安全标准和规定的有关要求并应进行验收，不得采购2021年修订的《食品安全法》第三十四条规定禁止生产经营的食品、食品添加剂、食品相关产品和《农产品质量安全法》第三十六条规定不得销售的农产品。

（1）采购时应索取购货凭据（图5-3），并做好采购记录便于溯源。

（2）采购食品、食品原料、食品添加剂和食品相关产品应指定专人负责验收。

（3）验收人员要注意验收采购的食品、食品原料、食品添加剂和食品相关产品是否符合国家有关安全标准和规定的有关要求。

（4）在验收采购的食品、食品原料、食品添加剂和食品相关产品时，应验收索取相应的证件、发票及产品合格证明并做到货证相符。

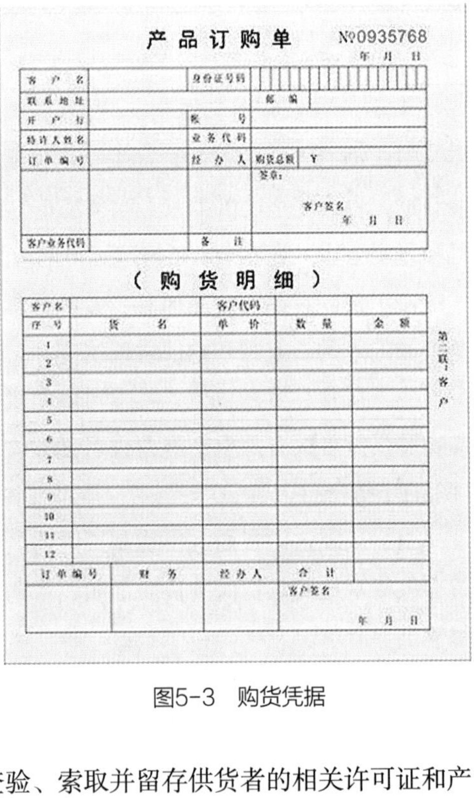

图5-3　购货凭据

（5）食品生产单位、批发市场等采购的应当查验、索取并留存供货者的相关许可证和产品合格证明等文件。

（6）从固定供货商供货基地采购的应当查验、索取并留存供货商或者供货基地的资质证明等文件。

（7）从超市、农贸市场、个体经营商户等采购的应当索取并留存采购清单。

（8）验收人员要验收采购的食品、食品原料、食品添加剂和食品相关产品的色、香、味、形，采购肉类、水产品要注意新鲜度。

（9）验收人员要验收采购的食品、食品原料、食品添加剂和食品相关产品的名称、规格、数量、生产批号、保质期进货日期等内容或者保留载有上述信息的进货票据。

三、应注意采购中容易出现安全问题的食材

（1）对于罐头（图5-4）、干货类食品的进货检验，要求外形无变形、无锈、无胖听，无凹痕或膨胀，包装必须标明生产日期、厂名、厂址、保质期并保证清晰完整，附有中文标签。库房储存此类货品必须放置于干净、阴凉、干燥处储存，温度保持在20℃以下，相对湿度在65%以下，密切注意食品失效期。新旧食品不可混放，实行“先进先出”政策，并注意外包装清洁。食品放置于货架上，货架离墙5cm，离地、离天花板10cm，以便空气流通，保持货架和地面干净。食品要有序存放，分类放置，同类必须放在一起。不得有已打开包装的食品出现在库房。

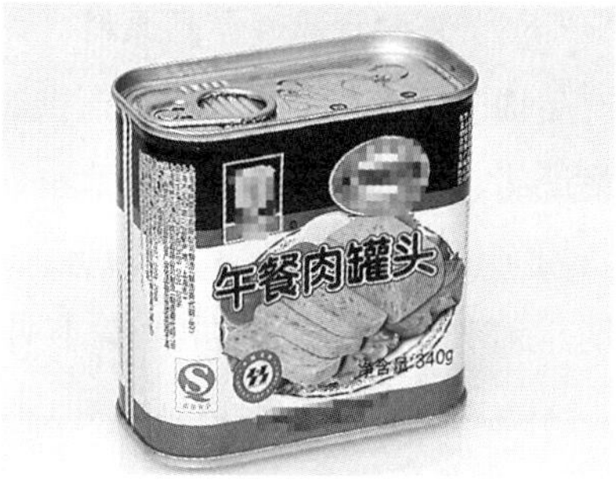

图5-4　罐头食品

（2）对于进口肉类食品，肌肉要有光泽，红色或暗红色，脂肪为白色，肉质紧密，有坚韧性，必须附有标签注明收货日期和时间，运输途中必须加冰袋以保持冷藏温度。新鲜肉类必须在上午11点以前到货，到货后必须在4h内烹调或在4h内冷却至8℃或以下。进口肉类食品应用食品筐存放，放置要间距适当，不可堆积过多、过高。冷冻肉类存放于-18℃以下的冷冻库，储藏时连同包装一起放入，尽量减少开启冷冻库的次数，随时注意冷冻库的温度。为了防止显示表的误差，我们在库中放入一杯食用油，每日由厨师测量两次食用油的温度，作为该冰库的实际温度并记录在册。取用时实行先储存先提取的原则，并保持货架整齐清洁。

四、食品原料采购管理制度

（1）不得采购《食品安全法》第三十六、第七十、第七十一条规定不得销售的农产品。

（2）进货前查验供货商资质，不得采购无《食品生产许可证》《食品流通许可证》的食品生产经营者供应的食品。

（3）做好进货查验，查验采购食品及原料是否符合相关食品安全法规或标准要求，不得采购腐败变质、掺杂掺假、发霉生虫、有毒有害、质量不新鲜的食品及原料，以及无产地、无厂名、无生产日期和保质期或标识不清以及超过保质期限的食品。

（4）采购肉类应查验是否为定点屠宰企业屠宰的产品并查验检疫合格证明；不得采购没有检疫合格证明的肉类。进口食品及其原料应具有检验检疫机构出具的检疫合格证书（图5-5）。

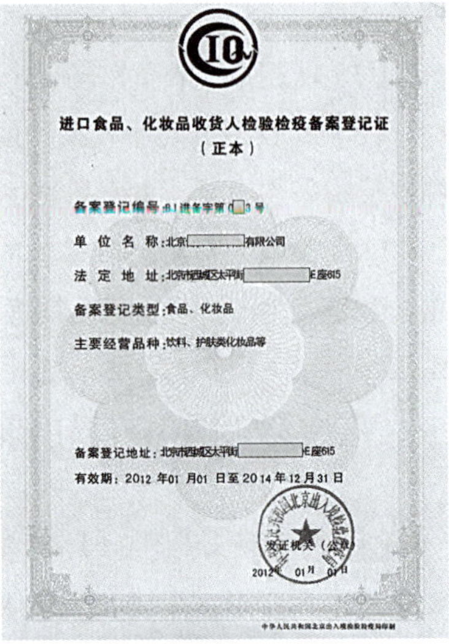
进口食品、化妆品收货人检验检疫备案登记证
（正本）

备案登记编号：BJ进备字第0 3号
单 位 名 称：北京 有限公司
法 定 地 址：北京市西城区太平街 E座615
备案登记类型：食品、化妆品
主要经营品种：饮料、护肤类化妆品等

备案登记地址：北京市西城区太平街 E座615
有效期：2012年01月01日至2014年12月31日

发证机关（公章）
2012年01月01日

图5-5 进口食品检疫合格证

（5）采购食品、食品原料、食品添加剂和食品相关产品均应严格索证索票，包括供应商资质证明、产品合格证明、发票、收据、供货清单、信誉卡等。不得采购使用无包装、无标识、无生产厂、无生产日期、无保质期、无票证等假冒伪劣和来源不明的食用油脂。

（6）建立食品采购索证和进货验收台账记录，分类并按时间顺序存档管理，指定专（兼）职人员负责。采购记录应当如实记录产品名称、规格、数量、生产批号、保质期、供货者名称及联系方式，进货日期等内容，或者保留载有上述信息的进货票证。

知识拓展

如何购买放心猪肉

“放心肉”从外观看脂肪洁白，肉有光泽，皮色微红均匀，外表微干或微湿润，弹性好，指压皮肉产生的凹陷能立即恢复，气味好。因此要想在市场上购买到“放心肉”，一是看猪肉皮上是否有圆形“检验合格”印章。二是从外观看是否符合上述特征。另外还要学会通过观察来鉴别健康猪肉，鉴别要抓住三点：

一看颜色，健康猪肉呈白色或浅白色，切面有光泽，棕色或粉红色，无任何液体流出；病死猪的肌肉无弹性，切面光滑、暗紫色，平切面有淡黄色或粉红色液体。

二闻气味，健康猪肉无异味；病死猪肉有血腥味、尿臊味、腐败味。

三摸弹性，健康猪肉有弹性；病死猪肉呈暗红色，肌肉间毛细血管淤血，无弹性。

如何选购质量好的鱼

鲜活或刚死的鱼，用手握头时，鱼体不下弯，口紧闭，鱼体具有鲜鱼固有的鲜明的本色和光泽，体表黏液清洁、透明；鱼鳞发光，紧贴鱼体，轮层明显、完整而无脱落；鱼眼球饱满突出，角膜透明清亮，有弹性；鳃丝清晰呈鲜红色，黏液透明，具有海水鱼的咸腥味或淡水鱼的土腥味，肌肉坚实而有弹性，用手指压凹陷处能立即复原。鲜鱼还有一种特有的鲜腥味。

次鲜鱼眼球不突出，眼角膜起皱，稍变混浊，有时眼内溢血发红；鳃色变暗呈灰红或灰紫色，黏液轻度腥臭，气味不佳；黏液多不透明，鳞片光泽度差且较易脱落，黏液黏腻而混浊；肌肉稍呈松散，指压后凹陷消失得较慢，稍有腥臭味，肌肉切面有光泽；腹部膨胀不明显，肛门稍突出。

陈腐的鱼，体色暗淡无光、鳞片松，易脱落，不完整，轮层不明显；鳃盖松弛，鱼鳃黏液增多，颜色呈现灰色或灰紫色，有显著腥臭味；眼球凹陷，上面覆有一层灰色物质，甚至瞎眼；肌肉松软，无弹性，肚腹膨胀，骨肉分离，并有明显的腐臭味。

如何选购食用油

一要看颜色，色拉油浅颜色的要好一些，但太浅了以至于发白也不好。各种植物油都会有一种特有的颜色，所以我们才看到植物原油有深浅不同的颜色，经过精炼，会将它们清除一些，但是不可能也没有必要精制到一点颜色也没有，有点颜色对身体无害。

二是要看透明度，要选择澄清、透明的油，透明度越高越好。知名品牌的瓶装油都应符合这个标准。

三要嗅有无异味，取一两滴油放在手心，双手摩擦发热后，用鼻子闻不出异味（哈喇味或刺激味）。如有异味就不能食用。

案例 1

使用非食品原料生产未索证案

2004年5月26日，无锡某乳制品有限公司使用非食品原料进行水解蛋白的生产加工，购进原料未索证，被无锡市卫生局处以罚款50000元的行政处罚。

案例点评

厂家加工食品选择的原料一定要自己考察清楚，这个案例中，他们使用的水解蛋白居然是用废弃的猪皮和牛皮生产的，不仅生产条件差，而且工业标准也不符合食品生产的标准。所以厂家的错误等同于原料供货商的错误，所以他要承担相同的责任。

案例2

购买病死猪肉案

被告人兰某兴在位于福清市龙江街道下梧村的福建师范大学福清分校门口经营一家快餐店，2012年4月份的一天，他在福清市小北市场采购食材时认识了贩卖病死猪肉的同案人陈某（已判刑）。之后，被告人兰某兴每隔四五天就向陈某购买病死猪肉，直到福清分校学生暑期放假才停止购买。被告人兰某兴共向陈某购买了200多千克的病死猪肉。

同一时间，在福清市富丽华小区门口经营快餐店的另一被告人兰某和，也向陈某购买200多千克病死猪肉，加工成菜肴卖给顾客。

福清两家快餐店老板低价收购病死猪肉加工成食品在店里销售，其中部分被学生食用。经福清市检察院提起公诉，福清市法院以生产、销售不符合安全标准的食品罪依法判处兰某兴、兰某和有期徒刑各9个月，并各处罚金3万元。

案例点评

案件中的被告人不顾国家《食品安全法》的有关规定，加工病死猪肉和贩卖病死猪肉，最后被判刑罚款，是罪有应得。我国有关条例规定，屠宰的生猪必须经过有关部门检验合格后，才能准许上市经营。病死的猪肉含有大量的各种病菌，未经检验，直接加工销售，会危及人体的身体健康，不符合《食品安全法》中的“生产、销售不符合安全标准的食品”的要求。

思考题

1. 原料采购有什么要求？
2. 原料采购验收操作规程是什么？
3. 如何选择新鲜肉？

第二节　餐饮业食品原料存储环节的食品安全与操作规范

一、原料存储要求

（1）原料存储有专门的食品库房，进出食品应登记食品入库前必须将里面清理干净、进行消毒，建立出入库食品登记制度，食品及食品原料入库时要详细记录入库产品的名称、数量、产地、进货日期、生产日期、保质期、包装情况、索证情况，并按入库的时间分类存放且区（间）标识明显，避免混放造成污染；做到先进先出，避免因储存时间过长而生虫、发霉或者遗忘超出保质期。不得存放无标签的食品及食品原料。

（2）库房周围保证无污染源　储存食品的场所、设备应当保持清洁，无霉斑、鼠迹、苍蝇、蟑螂，不得存放有毒、有害物品（如：杀鼠剂、杀虫剂、洗涤剂、消毒剂等）及个人生活用品。定期对库房周围进行卫生清扫，消除有毒、有害污染源及蚊蝇滋生场所。

（3）库房应配备专职管理人员定期清扫，定期通风换气，定期查看是否有超期食品，如有超期食品及时处理。防止食品霉变、生虫。储存生鲜食品应配置必要的低温储存设备，包括冷藏库（柜）和冷冻库（柜）。

（4）经检验合格包装的成品应储存于成品库，其容量应与生产能力相适应，按品种、批次分类存放，防止相互混杂食品。食品应当分类、分架存放，距离墙壁、地面均在10cm以上，并定期检查，食品按照先进先出、生熟分开的原则分类储存，并有明显标识。

（5）食品储存配备专用消毒设备（图5-6），随时对储存的工具、容器、水果、蔬菜等进行洗刷消毒。

（ 6 ）冷藏食品应配备专用的冰箱、冰柜　食品冷藏、冷冻储藏的温度应分别符合冷藏和冷冻的温度范围要求。

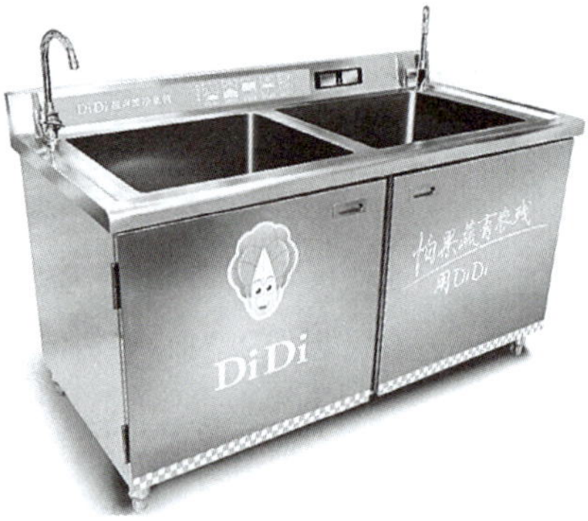

图5-6　果蔬清洗消毒机

二、库房要求

（1）食品和非食品（不会导致食品污染的食品容器、包装材料、工具等物品除外）库房应分开设置。

（2）食品库房应根据储存条件的不同分别设置，必要时设冷冻（藏）库。

（3）同一库房内储存不同性质食品和物品的应区分存放区域，不同区域应有明显的标识。

（4）库房的构造应以无毒、坚固的材料建成，应能使储存保管中的食品品质的劣化降至最低程度，防止污染，且易于维持整洁，并应有防止动物侵入的装置（如库房门口设防鼠板）。

（5）库房内应设置数量足够的物品存放架，其结构及位置应能使储藏的食品距离墙壁、地面均在10cm以上，以利空气流通及物品的搬运（图5-7）。

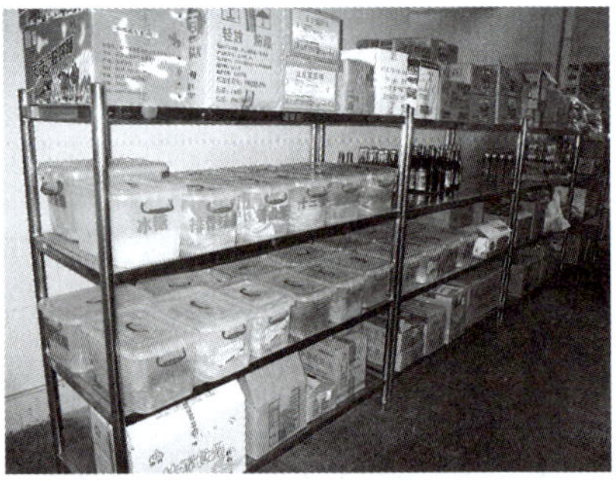
图5-7　食品库房

（6）除冷库外的库房应有良好的通风、防潮设施。

（7）冷冻（藏）库应设可正确指示库内温度的温度计。

知识拓展

蔬菜为什么不宜久存？蔬菜都要放进冰箱才可保存吗？

将蔬菜存放数日后再食用是有危险的，危险来自蔬菜中的硝酸盐。硝酸盐本身无毒，然而在储藏了一段时间后，由于酶和细菌的作用，硝酸盐被还原成亚硝酸盐，这却是一种有毒物质。亚硝酸盐在人体内与蛋白质类物质结合，可生成致癌性的亚硝胺类物质。

蔬菜中硝酸盐来自肥料。由于有些蔬菜来不及把它们全部合成营养物质，只好以硝酸盐的形式留在蔬菜中，成为隐患。营养丰富的绿叶蔬菜中硝酸盐含量较根类、茄果类蔬菜更高。

新鲜的蔬菜含有较多的水分和维生素C，但是，随着时间的推移，水分和维生素C都会急剧地减少。因此，适当的蔬菜保存法可以说是在于保存维生素C。为了达到这一目的，把蔬菜放入冰箱当然是比放在室温下要好，理想的储存温度是5～7℃。

番薯冷藏时会引起低温障碍，所以不适宜放进冰箱。除此之外，其他的蔬菜可以放入冰箱保存，但是，其中也有些蔬菜适宜保存在10℃左右。在栽培时需要较寒冷气候环境的蔬菜，如菠菜、花菜、天津大白菜、莴苣等，保存在5℃左右更好。而在栽培时需要20℃生长环境的蔬菜，例如茄子、黄瓜等，在保存时就应该用10℃ 左右的温度。

怎样选购和保存面粉？

1. 看色泽

面粉的自然色泽为乳白色或略带微黄色，若颜色纯白或灰白，则为过量使用增白剂所致。应选择色泽为乳白或淡黄色，粒度适中，麸星少的面粉。

2. 嗅气味

正常的面粉具有麦香味。若有异味或霉味，则为增白剂添加过量，或面粉超过保质期，或遭到外部环境污染，已变质。因面粉的水分含量较高，还含有活性较大的酶，气温升高、保存不当等原因均会导致酸败变质。

3. 用牙咬

消费者在选购面粉及其制品时，可先将少量面粉及其制品放在嘴里，用牙齿摩擦或用嘴嚼，如发现有泥沙感觉的，就不要购买。

4. 看用途

要根据不同的用途选择相应品种的面粉。制作面条、馒头、饺子等要选择面筋含量较高，有一定延展性、色泽好的面粉；制作糕点、饼干则选用面筋含量较低的面粉。

面粉应保存在避光通风、阴凉干燥处，潮湿和高温都会使面粉变质，面粉在适当的储藏条件下可保存一年，保存不当会出现变质、生虫等现象。在面袋中放入花椒包可防止生虫。

怎样选购和保存大米？

一看：看大米的色泽和外观。正常大米大小均匀、丰满光滑，有光泽，色泽正常。

二闻：新米有天然清香味，色亮；陈米色暗，有霉味；严重的有臭味，呈黄绿色。

三尝：尝大米的味道。取几粒大米放入口中细嚼，正常大米微甜，无异味。

四洗：虫蛀米加水后漂浮于水面，霉变严重的大米淘洗后水呈绿色。

家庭储存的大米要放在阴凉、通风、干燥处，避免高温、光照。用容器（米桶或米缸）装米时，在装米前，先用纸点火烘干、消毒容器。大米买回后，装进米桶或米缸把盖盖好，放在离地面一尺高的干燥、通风之处。

如何安全选购和食用水果？

怎样安全选购和食用水果，需要注意以下几点：

（1）尽量购买当令水果。

（2）选购时不用刻意挑选外观鲜美、亮丽而无病斑、虫孔的水果。外表完美好看的水果有时反而残留更多药剂。表皮光滑的水果农药残留较少，而外表不平或有细毛者，则较易附着农药。

（3）在选购加了石蜡、着色剂的水果时，可以用纸巾擦一下，如果褪色了就是染过色的；发现色泽不一致，可能是打蜡了，要慎重选购。

（4）任何水果买回来之后都要洗，削皮的水果也要先洗一下。

案例1

面包卖不完，剩下接着卖

央广网北京2014年12月27日消息　据中国之声《新闻纵横》报道，“面包卖不完，剩下的接着卖呗”，这句话是著名快餐连锁店赛百味北京西海国际店的店员说的。有媒体暗访发现，这家店寅吃卯粮，今天的产品生产日期却写着明天。还更换标示即将过期食品的报废标签，到了报废时间把条一换，已过期面包又摇身一变成了“即将”过期面包。然而赛百味却对外承诺“全球赛百味都是当天烤制面包，我们也不例外”。

案例点评

过了日期的面包或许还上升不到食品安全无小事的高度，但一边打着金字招牌，一边搞着见不得人的小动作，这样没有信誉的企业谁又能保证将来不在食品质量上做手脚呢？

案例2

变质米干食物中毒事件

2001年10月10日，思茅区某镇村小学发生一起因食用变质米干，导致53 人发生中毒的事件。经调查，学校食堂所供应的米干是10月9日下午2:00左右从米干厂购买，然后放置于班车行李架上托运，班车几经停留，直至9日晚上才送到学校食堂，食堂工作人员收到米干后，在室内常温下放置，到10月10日供应早点时，距米干出厂已经17h，炊事员在抓米干时发现有粘黏、馊味，已明显变质，但未引起注意，只将米干在开水里烫了一下就加入肉汤、作料供学生食用，最终导致了食物中毒事件。

案例点评

此起中毒事件，只要炊事人员将已经变质的米干倒掉，不要加工供学生食用，就可以避免发生食物中毒，然而炊事人员为了节约几斤米干，心怀侥幸心理、不讲职业道德、不顾学生安全，仍然加工销售变质后的米干。后在剩余的米干中检测出蜡样芽孢杆菌，证实这是一起蜡样芽孢杆菌引起的食物中毒事件。卫生局对该村小学食堂处以罚款人民币5000元。

思考题

1．食品原料储存有什么要求？

2．食品原料储存的库房有什么要求？

3．如何储存大米和面粉？

第三节　餐饮业初加工及切配环节的食品安全与操作规范

一、初加工场所要求

（1）各类餐饮单位应设置专用初加工间或初加工区域及设施，其使用面积应与生产供应量相适应。

（2）初加工间或初加工区域地面应易清洗、不吸水、防滑、排水通畅，所用材料应无毒、无臭味或异味、耐腐蚀、不易发霉、符合卫生标准、有利于保证食品安全卫生。

（3）初加工场地应设有层架，加工场所防尘、防蝇、防鼠设施齐全并正常使用。加工用具、容器、设备必须经常清洗，保持清洁，直接接触食品的加工用具、容器必须用后消毒。

（4）解冻、择洗、切配、加工工艺流程必须合理，各工序必须严格按操作规程和卫生要求进行操作，确保食品不受污染。

（5）动物性食品与植物性食品应分池清洗，水产品宜在专用水池清洗，并有明显标志。加工肉类、水产品与蔬菜的操作台、用具和容器要分开使用，并有明显标志。

二、初加工及切配操作规程及要求

（1）加工前应认真检查待加工食品，发现有腐败变质迹象或者其他感官性状异常的，不得加工和使用。

（2）食品原料按照挑拣、整理、解冻、清洗、剔除不可食用部分等工序进行加工处理。

（3）各种食品原料在使用前应洗净，动物性食品、植物性食品应分池清洗，水产品在专用水池清洗，禽蛋在使用前应对外壳进行清洗，必要时消毒处理。加工后的肉类必须无血、无毛、无污物、无异味；水产品无鳞、无内脏。

（4）蔬菜在使用前冲洗干净并浸泡30min以上，以降解蔬菜中农药残留量，预防食物中毒。加工后的蔬菜瓜果必须无泥沙、杂物、昆虫。蔬菜瓜果加工时必须做到一拣（拣去腐烂的、不能吃的）、二洗、三浸（必须浸泡0.5h）、四切（按需要切形状）。

（5）易腐食品应尽量缩短在常温下的存放时间，加工后应及时使用或冷藏。

（6）切配好的半成品应避免污染，与原料分开存放，并应根据性质分类存放。

（7）已盛装食品的容器不得直接置于地上，以防止食品污染。

（8）蔬菜、肉类、海鲜等食品原料的加工工具及容器应分开使用并有明显标志。

（9）加工结束将地面、水池、加工台、工具、容器清洗干净，保持清洁，垃圾应用专用容器密闭，日产日清，垃圾及时入桶。

（10）随时保持初加工间清洁卫生，并配有防蝇、防鼠设备，下水道通畅，购回的原材料先进初加工间，食品分类上架。

三、初加工管理制度

（1）分设肉类、水产类、蔬菜、原料加工洗涤区或池，并要有明显标志。食品原料的加工和存放要在相应场所进行，不得混放和交叉使用。

（2）加工肉类、水产类、蔬菜的操作台、用具和容器要分开使用，并要有明显标志。盛装海产品的容器要专用。

（3）各种食品原料不得就地堆放，所有食品、容器原材料不得直接落地。清洗加工食品原料必须先检查质量，发现腐烂变质、有毒有害或其他感官性状异常，不得加工。

（4）蔬菜类食品原料要按“一择、二洗、三切”的顺序操作，彻底浸泡清洗干净，做到无泥沙、无杂草、无烂叶。

（5）冷冻动物食品要自然解冻，加工前清洗；荤、素要分池清洗。肉类、水产品类食品原料的加工要在专用加工洗涤区或池进行。肉类清洗后无血、毛、污，鱼类清洗后无鳞、鳃、内脏，活禽宰杀放血完全，去净羽毛、内脏。

（6）做到刀不锈、板不霉、整齐有序，保持室内清洁卫生。加工结束及时拖干净地面，水池、加工台工具、用具容器清洗干净，定位存放；切菜机、绞肉机等机械设备用后拆开清洗干净。

（7）及时清除垃圾，垃圾桶每日清洗，保持内外清洁卫生。

（8）不得在加工、清洗食品原料的水池内清洗拖布。

（9）清洗、加工后的原材料不应放置过夜。

（10）食品容器、用具做到生熟分开。

（11）垃圾容器有能力盛下当日的废弃物并上盖。

（12）加工间不得有与加工无关的杂物。

（13）防蝇、防鼠、防尘设施齐全。

另外，初加工人员须持有效健康证和食品安全知识培训合格证方可上岗。个人卫生好，有良好的卫生习惯。做到勤洗手或洗澡，勤理发勤更衣，不留长指甲，不涂指甲油，不戴戒指，上岗或返岗前必须洗手消毒。不得有面对食品咳嗽、打喷嚏等有碍食品卫生的行为。班前班后搞好各自岗位卫生工作。认真检查待加工的食品及其食品原料，发现有腐败变质或其他感官性状异常的，不得进行加工或使用。

知识拓展

清洗水果、蔬菜上的农药残留方法

清水浸泡洗涤法：主要用于叶类蔬菜，如菠菜、生菜、小白菜等。一般先用清水冲洗掉表面污物，剔除可见有污渍的部分，然后用清水盖过水果蔬菜部分5cm左右，流动水浸泡应不少于30min。必要时可加入水果蔬菜洗剂之类的清洗剂，增加农药的溶出。如此清洗浸泡2～3次，基本上可清除绝大部分残留的农药成分。

碱水浸泡清洗法：大多数有机磷类杀虫剂在碱性环境下，可迅速分解。一般在500mL清水中加入食用碱5～10g配制成碱水，将初步冲洗后的水果蔬菜置入碱水中，根据菜量多少配足碱水，浸泡5～15min后用清水冲洗水果蔬菜，重复洗涤3次左右效果更好。

加热烹饪法：常用于芹菜、圆白菜、青椒、豆角等。由于氨基甲酸酯类杀虫剂会随着温度升高而加快分解，一般将清洗后的水果蔬菜放置于沸水中2～5min后立即捞出，然后用清水洗1～2遍后，即可置于锅中烹饪成菜肴。

清洗去皮法：对于带皮的水果蔬菜，残留的农药的外表可以用锐器削去皮层，食用肉质部分，这样既可口又安全。

储存保管法：某些农药在存放过程中会随着时间推移缓慢地分解为对人体无害的物质。所以有条件时，应将某些适合于储存保管的果品购回存放一段时间（10～15d）。食用前再清洗并去皮，效果会更好。

案例1

细菌性食物中毒事件

2014年5月19日凌晨2点左右，福建南平市第一医院急诊部接到从南平市王台镇医院转来的近60名腹痛、腹泻、呕吐症状患者。急诊部立刻对患者进行身体检查和呕吐物化验，经过检查，确诊这些人出现腹泻、呕吐症状是由于细菌性食物中毒。由于患者数量过多，该所决定把这些患者转到市第一医院和九二医院。

福建延平区卫生监督所工作人员经现场调查后认为，鸿兴酒楼注册的是小型餐饮业营业资质，却超负荷承办了大型酒宴。由于酒楼从业人员卫生意识不强，操作不规范，为了应付大型婚宴，他们将熟肉制品和水果切配台临时设在厨房过道，酒席所用的卤味等制品于当日清晨切配完后，没有冷藏存放，上桌前也未重新加热处理，还把部分不新鲜的海鲜产品提供给宾客食用，由此导致了中毒事件的发生。

事件发生后，延平区卫生监督所召集延平区各乡镇酒楼监督协管员，要求对群众开展食品卫生安全宣教活动，并对每一家酒楼进行基础设施、卫生等全面检查。

案例2

来历不明的鸡腿

2001年11月16日上午10时左右，北京721医院报告称某小学有20余名学生因发烧、恶心、呕吐等症状到该院就诊，怀疑是食物中毒。经调查，某小学共有1～6年级学生994名，教职工62名，大部分在学校食堂就餐。11月15 日就餐人数有822名（其中学生760名，教职工62名），食谱为红烧鸡腿、素炒豆芽、米饭，11时30分开餐，食堂工作人员先按每班学生人数分桶装饭菜，然后每班班主任老师负责在班里给学生分餐，学生就餐自带餐具，学生饮水自带水杯。11月15日17时30分出现首发病例。前后共有290名学生到 721医院就诊，其中68名学生在医院留观。主要症状均为恶心、呕吐、发烧37～38℃，最高达40℃，3人出现心电图异常，大多数学生病情比较稳定，无危重病人。

现场监督发现，该学校食堂操作间面积约70m^2，供餐人数约为900人。现场食堂工作人员5人，2001年均经过体检培训，有健康证明，操作间食品容器生熟不分，标志不清，工作人员不清楚食品工用具消毒程序，库房内定型包装食品调料没有生产日期。

据工作人员讲15日吃的鸡腿是14日从大红门冷库进货的，但具体是哪个厂家的没有记录，也没有索取检验检疫合格证明。14日晚将鸡腿放在水池内化冻，15日早上8时左右按每锅25kg油将化冻的15kg鸡腿油炸8～10min，用电扇吹凉，然后炖40min，用大笊篱捞出，放在大铝盆里凉凉10min，最后分装到小铝桶内待用，准备分送到各班，从鸡腿出锅到分发给学生（每人一只鸡腿）进食约1h。

卫生监督人员对操作间内可疑环节和可疑食品进行监测采样，共36件。根据检测结果，从鸡腿中检出了致病性大肠杆菌和葡萄球菌肠毒素，结合现场调查情况和病人临床表现，判定这是一起由于进食炸鸡腿造成的细菌性致病性大肠杆菌和葡萄球菌肠毒素的食物中毒。

该食堂在鸡腿采购进货时未索取产品检验检疫合格证明，产品卫生状况不明，且在加工过程中，食品容器未采取任何的消毒措施，生熟不分，导致加工后的鸡腿受到交叉污染，造成细菌大量繁殖，从而引起本次食物中毒事故。

案例点评

此类案件，在全国出现多起，大多是因为就餐人群比较集中。这类食物中毒，主要是食物在加工过程中，因操作不规范，出现了食物污染，有的是因为食物量大，储存时间过长，引起食物变质，有的是因为把关不严，购买了变质的原材料。因此，对这种大型集中聚餐的现象，要严格把关，一旦出现事故，人多面广，影响极大。

思考题

1. 初加工场所有什么要求？
2. 初加工及切配操作规范是什么？

第四节 餐饮业烹调加工环节的食品安全与操作规范

烹调是餐饮业食物加工最重要的环节，它不仅决定着食物的味道、口感，更决定着食物的质量。烹饪的重要目的之一便是对烹饪原料杀菌、消毒，使食品原料由生变熟，既卫生安全，又易于人体的消化吸收，在实际操作中，人们往往注重食物的滋味而忽视食品安全。因此，在具体食物烹调中，要根据食品安全的要求进行烹调，不仅保证杀菌消毒，还能确保食物营养和制品色、香、味俱佳。

一、烹调加工操作规程及要求

（1）烹调前应认真检查待加工食品，发现有腐败变质或者其他感官性状异常的，不得进行烹调加工。

（2）食品添加剂的使用应符合《GB 2760—2014　食品添加剂使用标准》的规定，并应有详细记录。

（3）不得将回收后的食品（包括辅料）经烹调加工后再次供应。

（4）需要熟制加工的食品应当烧熟煮透，其加工时食品中心温度应不低于70℃。

（5）加工后的成品应与半成品、原料分开存放。

（6）需要冷藏的食品，应尽快冷却后再冷藏。食品冷藏柜要保持清洁，生食品、半成品要分柜存放，并有明显标志。

（7）灶台、抹布要及时清洗，保持干净。不用抹布擦拭已消毒的餐具，滴在盘边的用消毒布擦拭。按规定处理废弃油脂，及时清理抽油烟机罩。

（8）加工结束将地面、加工台、工具、容器清洗干净，保持清洁，垃圾及时入桶。

二、烹调加工操作规范

（1）进入厨房必须做到工装鞋整洁，做好清洁卫生。

（2）保持地面无油腻、无水迹、无卫生死角、无杂物。保持瓷砖清洁光亮，勤擦门窗。

（3）下班前应将冰箱、炉灶、配菜台、保洁橱等清洗干净。冰箱、保洁橱、门等必须在下班时上锁。

（4）保持冰箱内外清洁，每日擦洗一次。每日检查冰箱内食品质量，杜绝生熟混放，严禁叠盘，鱼类、肉类、蔬菜类相对分开，减少串味，必要时应用保鲜膜。

（5）清理隔日蔬菜，蔬菜不得有枯叶、霉斑、虫蛀、腐烂，如发现不合格，要退回初加工清洗。干货、炒货、海货、调味品等要妥善保管，不得散放、落地。

（6）保持食品新鲜，无异味，烹调时烧熟煮熟、现卖现烧、隔餐、隔夜和外来熟食品要回锅加热后再出售。

（7）切配器具要生熟分开，加工机械必须保持清洁。

（8）熟食、熟菜装盆，餐具不得缺口、破边，必须清洁，经消毒后，无水迹、油迹、灰迹，方能装盘出菜。

（9）切配砧板必须保持清洁、卫生、整洁。用后竖放固定位置，每周清洗，定期消毒。

（10）不锈钢水斗内外必须保持清洁、光亮。遇有下水道不通或溢水要及时报修。

（11）灶台清洗干净。锅具必须清洁，排放整齐。各种调料罐、缸，必须清洁卫生并加盖。

（12）炉灶周围瓷砖清洁、无油腻，炉灶排风要定期清洗，不得有油垢。

（13）厨房、冰箱等设备损坏应及时报修。

（14）发现四害，马上用灭虫灯进行灭虫。

（15）按政府有关规定，禁止出售禁用的食品。

知识拓展

通过烹调来确保食品安全

采取适当的烹调方法，能有效减除或消除原料中对人不利的成分，确保食品安全。如：人们常通过焯水去除菠菜、苋菜、茄子等原料中的有机酸，可防止其与人体摄入的其他高钙或高蛋白质食物在体内形成不能被吸收的结石性有机物，如鞣酸蛋白、草酸钙等。再如：烹饪鲜黄花中的秋水仙碱；加工发芽土豆时，除去净皮、芽周围组织外，还应注意煮熟煮透，辅加适量的醋，以破坏所含有对人体有害的龙葵素碱；烹制四季豆时，注意须长时间煮沸，加热彻底才能破坏所含有的对人体不利成分——皂素和豆素；烹制白果时，加热彻底才能免除银杏酸对人体的毒害；烹制害氰疳的木薯、苦杏仁、桃仁等，加热彻底并不加盖烹制，可让生长的氰氢酸挥发；加热被绦虫、肝吸虫、蛔虫等寄生虫卵污染的食品，加热时间应稍长，使原料内部中心温度达到杀菌温度时，才能彻底灭杀寄生虫。

案例

未加热彻底的芸豆

2004年4月27日16时40分，某学院有人在学院食堂用餐后先后出现呕吐、腹泻、头晕等症状，被送往医院急诊。卫生监督员立即赶至该医院进行流行病学调查，同时对某学院食品生产经营场所进行现场检查。经流行病学调查，证实21名病人出现呕吐腹泻症状是由于食用了未加热彻底的芸豆所致。

经调查分析，21名病人中有学生、教师、临时工，就餐场所均在该学院大食堂二层餐厅，自4月25日早餐至27日午餐，21名病人只有在4月27日午餐有共同进餐史，确定食物中毒的餐次是4月27日午餐；在食堂就餐，菜的品种很丰富，进食食品比较复杂，芸豆炒鸡块是共同进餐食品，同时对另一名未食用芸豆炒鸡块的学生作为对照，该学生无任何不适症状，确定中毒食品是芸豆炒鸡块。

对做这道菜的厨师进行调查，厨师陈述芸豆用水泡好后再用水焯5min后再在油锅中炒3分钟，就出菜了。另外，在流行病学调查过程中，病人陈述所吃芸豆未熟透，发硬。

芸豆，属于菜豆属，多花菜豆种。菜豆属中各种豆类成分中含有抗营养因子，抗营养因子为植物血细胞凝集素，对人体是有害的，对热呈不稳定性，未加热彻底会对人体有害。菜豆中毒的潜伏期一般为2～4h，短者为1h，长者可达15h；中毒表现主要有恶心、呕吐、腹泻、腹痛、头晕、头痛等，体温一般正常；病程短，恢复快，大多数病人在24h内恢复健康，预后良好。

在日常生活中，老百姓俗称的白不老、架豆、蛇豆、东北大油豆、扁豆等豆角，均属于菜豆属，为普通菜豆种，也有菜豆属的特性，即含有抗营养因子植物血细胞凝集素。而俗称豇豆、豌豆、眉豆的豆角，分别属于豇豆属、豌豆属、扁豆属。豇豆属、豌豆属虽然也含有抗营养因子植物血细胞凝集素，但含量极微；扁豆属（尤其是种子）含有植物血细胞凝集素，也需加热，彻底将其破坏。豇豆属、豌豆属、扁豆属、菜豆属如果以植物血细胞凝集素含量由高到低排序依次为扁豆属、菜豆属、豇豆属、豌豆属。

案例点评

此类案件是由于食物未经加热彻底的芸豆而引起的食物中毒，特别是作为单位食堂、餐厅等。此类事件较多，许多植物都含有一定的毒性，如新鲜的黄花菜、发芽的马铃薯，但加热彻底，烹调方法得当，有些原料的毒性可以去掉，一般不会对人体造成危害，但若违反操作规程，就会出现类似的事件。通过此案例，提醒人们，要正确识别哪些原料含有一定的毒性以及具体的加工方法。

思考题

1. 烹调加工操作有什么具体要求？
2. 在具体烹调操作过程中，注意哪些操作规范？
3. 有些原料的毒性为什么采取一些烹调方法可以去除？举例说明。

第五节　餐饮业凉菜配制环节的食品安全与操作规范

凉菜，在饮食业俗称冷菜或冷盘。它是具有独特风格，拼摆技术性强的菜肴，食用时多数都是吃凉的，称之为凉菜。凉菜大部分是熟料，因此这与热菜烹调方法有着截然的区别，它的主要特点是：选料精细、口味干香、脆嫩、爽口不腻，色泽艳丽，造型整齐美观，拼摆和谐悦目。

由于凉菜是事先做好，因此凉菜在制作后存放的过程中，要注意凉菜的食品安全问题，特别是夏季，天气炎热，细菌容易繁殖。一般来说，凉菜一次性不要做得太多，能吃多少做多少。

一、凉菜配制操作规程和要求

（1）操作人员进入专间前应更换洁净的工作衣帽，并将手洗净、消毒，工作时应戴口罩。

（2）加工前应认真检查待加工食品，发现有腐败变质或者其他感官性状异常的，不得进行加工。

（3）专间内应当由专人加工制作，并相对固定，非操作人员不得擅自进入专间。不得在专间内从事与凉菜加工无关的活动。

（4）加工前应认真检查待配制的成品凉菜，发现有腐败变质或者其他感官性状异常的，不得进行加工。

（5）食品添加剂的使用应符合《GB 2760-2014食品添加剂使用标准》的规定，并应有详细记录。

（6）专间每餐（或每次）使用前应进行空气和操作台的消毒。使用紫外线灯消毒的，应在无人工作时开启30min以上，并做好记录。

（7）专间内应使用专用的设备、工具、容器，用前应消毒，用后应洗净并保持清洁。

（8）供配制凉菜用的蔬菜、水果等食品原料，未经清洗处理干净的，不得带入凉菜间。

（9）制作好的凉菜应尽量当餐用完。剩余尚需使用的应存放于专用冰箱中冷藏或冷冻，食用前要加热的应按照规定进行再加热。

二、凉菜卫生操作规范

1. 冰箱

（1）打开门，清理出前日剩余食品，用洗涤剂水擦洗内部，洗净所有屉架及内壁、底角四周，捡去底部杂物，擦去留有的水和菜汤。

（2）冰箱内侧的密封皮条和排风口擦至无油泥、无霉点，用3/10000的优氯净将冰箱内全部擦拭一遍消毒。

（3）把回火的菜和当天新做的菜肴放入消毒后的器皿中凉透后，加封保鲜膜，有层次有顺序地放入冰箱中，不得直接摆放。

（4）外部用洗涤剂水擦至无油，用清水擦两遍冰箱把手和门沿的油泥，用清水擦净，再用干布把冰箱整个外部擦干至光洁。

（5）用夹子将在3/10000优氯净中浸泡20min的小毛巾夹在冰箱把手处，以便手和冰箱不直接接触，以免交叉污染，小毛巾须保持湿润，以保证消毒的效果。

（6）把冰箱底部的腿、轮子擦至光亮。

（7）标准：温度合理，内部干净，无积水、无异味，无带泥制品，无脏容器和原包装箱，无罐头制品，码放整齐，符合卫生标准，外部干净明亮，内外任何地方无油泥和尘土。

2. 设备、用具

（1）墩子用前用热水擦洗干净后，用3/10000的优氯净消毒；使用后用热水加洗涤剂倒在墩子上，用板刷把整个墩子刷洗，然后用清水冲净，竖放在通风处，每两天用气锅蒸煮20min。

（2）刀在油石上磨快、磨亮，有重度铁锈时用去污料擦掉，有油时用洗涤剂洗净，用前消毒，用后擦干净；放通风处定位存放。

（3）熟食品器皿做到专消毒、专保存、专使用。

标准：干净光亮，无油迹，墩面洁净、平整，无异味，无霉点，无油，无铁锈，刀锋利，无杂物，经过消毒。

3. 消毒灯、灭蝇灯

（1）每天把紫外线消毒灯在关掉电源的情况下，擦净灯罩、灯管，定期检查紫外线灯管是否有效，及时更换，开餐前和开餐后保证20min紫外线的空气消毒工作。

（2）关掉电源，用干布掸去灯网内的尘土，用湿布擦净上面各部位的尘土，待其干后通电使用。

（3）标准：无尘土，定时开关，紫外线灯管保证有效，无死蝇，使用正常。

4. 冷荤间内所有操作台面

（1）上班后，操作前用洗涤剂把不锈钢操作台面擦两遍后，用3/10000的优氯净消毒水擦拭一遍后用干净无油的抹布擦干。

（2）操作期间不与台面直接接触，应放入消毒后的专用不锈钢盘内。

（3）下脚料不堆放在桌面上，应放入下脚料的盆或盘中，随时保持桌面整洁、利落。

（4）标准：干净，卫生光亮，整洁无油，利落。

知识拓展

引发凉菜食物中毒的原因

（1）冷菜加工间脏乱差，空气中的细菌总数偏高。

（2）生熟交叉污染，熟食品被生的原料污染。

（3）水产品、肉食品原料在运输和贮藏过程中，受到细菌污染。

（4）冷菜储存时间过长。如果饭店的订餐客人较多，那么，需提前几小时将一些费时费工的菜肴加工好，等客人来了食用。这样一来，富含蛋白质和水分的菜肴在高温环境下储存几个小时，就很容易腐败变质。

（5）一些速冻的食品原料，如果按照常规方法解冻、加热烹制，则不能对原料内部充分加热，也不能充分杀灭内部的细菌。

（6）长时间储存的食品在回锅时，没有充分加热，其中心温度没有达到70℃ 以上。

（7）冷菜生产和递送人员身体带菌，致使冷菜受到污染。

（8）为了追求销售数量，一些饭店在面积狭小的空间内超负荷生产冷菜，导致加工设施满足不了生产需要、生熟交叉污染、原料不能被充分加热等问题的发生。

案例1

副溶血性弧菌引起的食物中毒

2014年10月4日晚，多位市民于绍兴市区城西某星级大酒店赴喜宴后，出现腹痛腹泻症。据绍兴市卫生监督所有关人士介绍，可以确认，这是一起食物中毒事件，根据食物中毒的诊断标准，至晚9：00时，初步统计中毒人数为94人。从患者的情况来看，大部分患者症状较轻，以腹痛、腹泻、呕吐为主，经治疗后均已出院。绍兴市卫生监督所有关人士介绍，初步分析，中毒是一种称为“副溶血性弧菌”的细菌污染所致，由于细菌培养需要一段时间，肇事的具体菜肴还不能确定，但估计是某道冷菜。目前可以确认是酒店方的责任，卫生部门已对该酒店进行立案调查。

案例 2

可疑的素三丝

俞女士一家一日晚上在某大酒店请亲戚吃饭，一共两桌20人，参加聚餐的人饭后几乎全部出现腹痛、恶心、腹泻症状，进了医院。大酒店老总表示，事情发生后饭店方面很重视，除了领导和员工前来慰问病人之外，他们还为有需要的病人安排了陪护。

经有关部门的化验结果，初步断定是沙门氏菌引起的食物中毒。饭店方面对当日各桌的菜单进行对比分析后发现，出现食物中毒的几桌客人都点了一道叫“素三丝”的冷菜。这道菜由豆腐卷和一种菇类制作而成，这道菜产生沙门氏菌污染的可能性最大。“这道菜已经推出很久了，一直没有出现过什么问题，至于这次为什么会发生这样的情况，我们也在找原因。”酒店老总说，“目前我们饭店已经暂停所有冷菜的供应，认真检查出事原因。”

案例点评

此类案件多发生在集中聚会就餐以及天气炎热的情况下，由于原料加工量大面广，又经过多层环节，虽然经过精心准备，但有时候仍会不可避免地在某个环节、某个菜品或食品上出现问题。因此，酒店企业的加工部门，要及时防范，确保每一个环节符合卫生要求，不能因一时的疏忽，导致某一道菜肴受到污染变质，从而影响整体质量，一旦发现某一道菜肴有问题，应及时进行更换。

思考题

1. 凉菜配制操作规程和要求有哪些？
2. 凉菜卫生操作有哪些规范要求？
3. 如何预防凉菜中毒？

第六节 餐饮业点心加工环节的食品安全与操作规范

面点，就是以各种粮食为原料，或以粮食作为主要原料，配以不同的肉类、鱼虾类、杂品类、禽蛋类及鲜奶类等辅助原料，经过加工而成的具有一定营养价值的米面制品。概括来说，面点就是一种营养丰富、色香俱佳、味型谐美的食品，它包括了米饭、面食、粉团、糕点，也包括了正餐宴席中的各式点心及民间小吃、早茶、早点等。面点不仅可以与菜肴紧密配合，同时，也可以独立存在，如各地的包子店、烧饼店、饺子店等，人们的日常生活时刻离不开的就是面点。面点虽好，但在加工制作中也有许多食品安全问题需要注意。

一、点心制作要求

（1）加工前应认真检查待加工食品，发现有腐败变质或者其他感官性状异常的，不得进行加工。

（2）需进行热加工的应按操作规范第二十二条第三项的要求进行操作。

（3）未用完的点心馅料、半成品，应冷藏或冷冻，并在规定存放期限内使用。

（4）奶油类原料应冷藏存放。水分含量较高的含奶、蛋的点心应在高于60℃或低于10℃的条件下储存。

二、点心加工操作规程及要求

（1）点心部烹调加工食物用过的废水必须及时排出。

（2）地面天花板、墙壁、门窗应坚固美观，所有孔、洞、缝、隙应予填实密封，并保持整洁，以免蟑螂、老鼠隐身躲藏或进出。

（3）定期清洗抽油烟设备。

（4）工作案台，橱柜下内侧及点心间死角，应特别注意清扫，防止残留食物腐蚀。

（5）食物应在工作台上操作加工，并将生熟食物分开处理，刀、菜墩、抹布等必须保持清洁、卫生。

（6）食物应保持新鲜、清洁、卫生，并于清洗后分类用保鲜袋包紧或装在容器内分别储放冷藏区或冷冻区，要确定做到勿将食物在常温中暴露太久。

（7）凡易腐败的食物，应储藏在0℃以下冷藏容器内，熟的与生的食物分开储放，防止食物间串味，冷藏室应配备脱臭剂。

（8）调味品应用适当的容器盛装，使用后随即加盖。所有器皿及菜点均不得与地面或污垢接触。

（9）应备有密盖污物桶、潲水桶。潲水最好当夜倒除，不在厨房隔夜，如需要隔夜清除，则应用桶盖隔离，潲水桶四周应经常保持干净。

（10）员工工作时，工作衣帽应穿戴整洁，不得留长发、长指甲。工作时避免让手接触或沾染成品食物与盛器，尽量利用夹子、勺子等工具取用。

（11）在点心部工作时，不得在工作区抽烟。咳嗽、吐痰、打喷嚏等要避开食物。

（12）工作人员工作前、方便后应彻底洗手，保持双手的清洁。

（13）清洁扫除工作应每日数次，至少两次清洁完毕，用具应集中处置，杀虫剂应与洗涤剂分开放置，并指定专人管理。

知识拓展

点心间食品安全管理制度（广州市东方宾馆股份有限公司）

1. 加工前要检查各种食品原料，如米、面、黄油、果酱、果料、豆馅以及做馅用的肉、蛋、水产品、蔬菜等，如发现生虫、霉变、异味、污秽不洁的不能使用。

2. 做馅用的肉、蛋、水产品、蔬菜等原料要按照初加工管理制度的要求加工，蔬菜要彻底浸泡清洗，易于造成农药残留的蔬菜浸泡时间20min左右，然后冲洗干净。

3. 分设制作区和成品区，各种工具、用具、容器生熟分开使用，用后及时清洗干净，定位存放，避免生熟混放。

4. 成品糕点存放在专柜内，做到通风、干燥、防尘、防蝇、防鼠、防毒，含水分较高的带馅糕点存放在冰箱。奶油类原料应按储存要求低温存放。含奶、蛋的面点制品应当在10℃以下或60℃以上的温度条件下储存。

5. 如使用食品添加剂，应执行《食品添加剂使用管理制度》。

6. 各种食品加工设备，如绞肉机、豆浆机、和面机、搅拌机等用后及时清洗干净，定期消毒。各种用品如盖布、笼布、抹布等要洗净晾干备用。

7. 加工结束后及时清理面点加工场所，做到地面无污物、残渣、案板清洁。各种容器、用具、刀具等清洁后定位存放。

案例1

灌南端掉一糕点黑作坊

中国江苏网2011年11月2日讯　食品加工车间外垃圾遍地，苍蝇到处飞，老鼠到处乱窜，工人未经体检擅自上岗作业，甚至连掉落的食品也未经处理就包装销售……这就是灌南县花园乡周庄村一家糕点作坊的真实景象。昨天，灌南县花园乡派出所会同当地工商、卫生、质监、安监等部门联合执法，一举端掉这个无证制作食品糕点的黑作坊。

当天上午，接到群众举报，灌南警方联合多个职能部门对这家制作食品的黑作坊进行了暗访。

这个糕点作坊就在周庄村居民区一处平房里。记者看到，平房潮湿的地面上到处散落着垃圾，屋子里苍蝇乱飞。

糕点制作房间里白色的墙面上泛着发黄发黑的污渍，难闻的臭味和散放在院子中的西点，引来了成群的苍蝇。人一走过去，苍蝇便四处乱飞。工人们正在成批加工麻花。几名工人没有穿工作服、戴手套和口罩，他们正在烘烤和包装糕点。一只老鼠无拘无束地穿梭在加工作坊和烤炉中间。一名女工用手在头上挠完痒后，又抓起手边的原料开始工作。一名包装女工正在满头大汗地将糕点装箱，她没戴手套，直接用手将糕点捡到盒子里，打包封箱，并贴上合格标签。

记者暗访发现，这家作坊根本不具备《食品安全法》中规定的上述要求。而工人表示，两家作坊均未取得营业执照和食品生产许可证，属于无照经营的黑作坊。

经查，该作坊系山西人张某夫妇所开，雇用的4名工人均系同乡，自2009年10月份以来，在无生产许可证和食品流通许可证的情况下，生产酥饼、麻花等糕点，作坊生产条件恶劣，卫生条件差，产品主要销往灌南，年利数万元。

当场，执法人员扣押用于生产的和面机等糕点制作机器3台，色拉油、面粉、添加剂等材料2000余斤。目前，该案正在进一步处理之中。

案例点评

按照《食品安全法》的要求，食品生产经营应当符合食品安全标准，并符合下列要求：具有与生产经营的食品品种、数量相适应的生产经营设备或者设施，有相应的消毒、更衣、盥洗、采光、照明、通风、防腐、防尘、防蝇、防鼠、防虫、洗涤以及处理废水、存放垃圾和废弃物的设备或者设施；有食品安全专业技术人员、管理人员和保证食品安全的规章制度；具有合理的设备布局和工艺流程，防止待加工食品与直接入口食品、原料与成品交叉污染，避免食品接触有毒物、不洁物；食品生产经营人员应当保持个人卫生，生产经营食品时，应当将手洗净，穿戴清洁的工作衣、帽。

案例 2

小区门口糕点引发食物中毒

2014年8月18日至20日，广州十余名街坊陆续前往中山大学附属第三医院岭南医院就诊，他们的症状相同——腹泻、头疼、高烧等。经过询问才得知，这些街坊在事发前均在小区门口一间名为新力糕点的面包店购买过食物。萝岗区卫生部门勒令新力糕点停业，并带走了食物进行调查。新力糕点的负责人叶先生也表示，将对本次事件负责到底。

案例点评

目前，中国式的食品加工黑作坊很多。这些黑作坊，环境脏乱、设备简陋、证照不全、把关不严、原料劣质、掺假，过量使用一些添加剂，存在着极大的安全隐患，以至于食用后出现很多问题。国家有关部门也在积极地打击围剿这些黑作坊，但由于黑作坊多藏于民居，地处偏僻地区，这就要求人们要有食品安全意识，发现有之，及时举报。

思考题

1. 点心制作有哪些要求？
2. 点心加工操作规程及要求是什么？

第七节　裱花操作环节的食品安全与操作规范

裱花，就是用膏状装饰料，在蛋糕坯或其他制品上挤注不同花纹和图案的过程。饰料多采用蛋白、奶油、果酱、水果等，制品装饰精巧，图案美观。蛋糕店里现在用的大多是植物奶油，容易打发。

一、裱花操作要求

（1）操作人员进入专间前应更换洁净的工作衣帽，并将手洗净、消毒，工作时应戴口罩，保持个人卫生，不允许戴首饰及染指甲等。

（2）专间内应当由专人加工制作，非操作人员不得擅自进入专间。

（3）加工前应认真检查待配制的食品原料，发现有腐败变质或者其他感官性状异常的，不得进行加工。

（4）食品添加剂的使用应符合《GB 2760-2014食品添加剂使用标准》的规定，并应有详细记录。

（5）专间每餐（或每次）使用前应进行空气和操作台的消毒。使用紫外线灯消毒的，应在无人工作时开启30min以上。

（6）专间内专用的裱花工具、容器，用前应消毒，用后应洗净并保持清洁。

（7）蛋糕坯应在专用冰箱中储存，储存温度10℃以下。

（8）裱浆和新鲜水果（经清洗消毒）应当天加工、当天使用。

（9）植物奶油裱花蛋糕储藏温度在3±2℃，蛋白裱花蛋糕、奶油裱花蛋糕、人造奶油裱花蛋糕储存温度不得超过20℃。

（10）防蝇、防尘、防鼠等卫生设施要齐备。要定时进行空气消毒，保持室内清洁状态。

二、裱花间操作规程

（一）裱花师个人卫生

（1）裱花师在进入裱花间时要先换好干净的工作服，系上围裙、戴上口罩。

（2）裱花师的头发不能过耳，不能留长指甲。女裱花师要把长头发卷起来，不能露出帽子外面。

（3）裱花师进入裱花间时需首先消毒双手，然后才能进行其他的操作。

（二）奶油的操作

（1）奶油的解冻　提前一天从冷冻仓放入冷藏仓解冻。

（2）打发的浆温　冬天打完全解冻（温度为4～9℃），夏天带冰（温度为-4℃～0℃）。

（3）打发的速度　先慢速搅拌1min，再中快速打起，后再慢速搅拌30s左右（视搅拌机的速度而定）。

（4）打发后奶油的储存　用不锈钢盆装起来并加盖（或盖保鲜纸），放冷藏储存1h后使用。

（三）蛋糕坯的使用

（1）将烘烤好的蛋糕坯凉透后用保鲜纸或纸袋包好后放在风冷式的冷藏柜（2～7℃）保存，冷藏2h以上再使用。

（2）在涂抹蛋糕坯前将蛋糕坯的表面或底面切整齐，让坯子保持平整，使蛋糕坯的颜色里外一致，然后再涂抹奶油。

（3）将蛋糕坯所切出来的余料用干净的盘子装好，在有一定的数量时可以用来制作蛋卷的夹心或千层饼等其他用途。

（四）鲜果、什果的使用

（1）将鲜水果采购回来后先清洗干净，然后抹干水放入托盘中摆开置冷藏柜中储存，在每次使用完毕后都要习惯放入冷藏柜（连续使用除外）。

（2）切水果时要用专用的砧板垫切。

（3）将什果开罐后倒出来用干净的盘子装好，并放冷藏柜储存，罐头水要保留在盘子里，使用什果时再用隔箅将水隔开。

（五）机械（搅拌机）、工具的管理

（1）机械摆放要整齐、合理，并随时保持清洁、无尘。每一次用完后都要清洗干净，并把水渍抹干净。

（2）工具使用后要清洗干净、抹干水，并摆放整齐、归类。

（六）毛巾的管理

（1）毛巾在每天早上上班后就要用消毒水消毒后才能使用。

（2）毛巾在每次使用后都要清洗干净并折叠好放在案台上。

（3）毛巾在每天下班前都要漂洗干净，并挂好晾干。

（七）地面、墙壁的管理

（1）地面随时保持无污渍、无杂物、无积水。

（2）墙壁保持光洁、无尘。

（3）每天下班前都要用水清洗干净地面及有瓷砖的墙壁。

（八）冷藏、冷冻柜的管理

（1）冷藏、冷冻柜里的原料要摆放整齐、归类。

（2）冷藏、冷冻柜里的原料要生熟要分开。

（3）冷藏、冷冻柜里的原料要包装好，防止窜味。

（4）冷藏、冷冻柜里的原料要每周全面清理一次。

（5）冷藏、冷冻柜要每天下班前用毛巾将里外抹一次，保持光洁、明亮。

（九）垃圾桶的管理

（1）垃圾桶桶边、桶盖要随时保持干净。

（2）垃圾桶要有黑色的塑料袋套在桶内。

（3）每次将垃圾倒进桶里后都要把盖盖上。

（4）每次将垃圾桶的垃圾清理后都要里、外清洗干净。

（十）巧克力、饼干等装饰物的管理

（1）巧克力在每次融化使用后都要用盖子盖起来。

（2）巧克力、饼干等装饰物要用一个有盖的透明塑料盒装起来。

（3）巧克力、饼干等装饰物要放在冷藏柜或不超过20℃室温的地方存放。

知识拓展

上海关于裱花制作食品安全管理制度条例

1. 进入裱花间必须更衣、洗手消毒。

2. 裱花用食品添加剂必须是允许使用的品种，并在允许使用量范围内使用，不能乱加。

3. 要定时进行空气消毒，保持室内清洁状态。

4. 专用裱花工具要定时清洁消毒，防止污染。

5. 加工人员要穿戴衣帽、口罩并保持整洁卫生，定时洗手消毒，保持个人卫生。不允许戴首饰及染指甲等。

6. 防蝇、防尘、防鼠等食品安全设施要齐备。

7. 要定时整理室内卫生。

裱花蛋糕的保存时间和温度行业标准

裱花蛋糕的保存时间和温度有《SB/T10329-2000裱花蛋糕》规定，储存、运输、销售温度应控制在10℃以下。储存、运输、销售时间，5月1日至9月30日不超过一天，3月1日至4月30日和10月1日至12月15日不超过两天，12月16日至翌年2月底不超过三天。

消费者在购买时应看清生产日期和保质期，以保护自身的食用安全。

案例

“三无”产品的蛋糕

1997年2月13日上午10时，湖州市卫生监督所接到城区乔溪乡卫生院报告，发现王良虎等五户家庭食用裱花蛋糕后发生疑似食物中毒。卫生监督员迅速于当天12时30分赴乔溪乡进行流行病学调查和样品采集。经调查，2月3日至6日期间，乔溪乡王良虎等五户家庭分别在乔溪乡供销社副食品部购买裱花蛋糕五份，与家人一同食用。2月8日20时出现首例病人，至2月9日19时相继有36人发病。病人主要临床表现为发冷、发热、头痛、头晕、腹泻伴有恶心、呕吐。36例病人中有20例病人经当地卫生院抗菌输液等治疗，其余病例在自己家中服用抗生素，现已基本治愈，没有发生死亡病例。

经分析，这是家庭聚集性发病，五户家庭唯一共同的食物是裱花蛋糕。五户家庭中食用裱花蛋糕者均发病，而未食者不发病，且发病症状相似。发病特点与时间说明本次食物中毒与裱花蛋糕有关。经采集中毒者吃剩的裱花蛋糕样品三份，均检出肠炎沙门菌。

根据调查得知，该批裱花蛋糕是由下昂镇一个个体商贩送到乡供销社副食品一部出售的。该副食品部在明知裱花蛋糕无生产日期、无厂名、无厂址的情况下，既未向该商贩查验有无许可证，又未索取该批裱花蛋糕的检验合格证，就以先销售后结算的方式给予代销，致使该批裱花蛋糕流入消费者家中致人中毒。湖州市乔溪乡供销社副食品一部经营未标明生产日期、保质期限且被肠炎沙门菌污染的裱花蛋糕，造成36人食物中毒，已严重违反了相关法律，给予以下处罚：①罚款3670元；②吊销许可证。

案例点评

此类案件中的蛋糕系“三无”产品，且在经销过程中，把关不严，以至于食用后出现中毒现象。目前这些产品属于典型的“三无”产品，出现事故后，很难找到加工现场，难于找到问题的根源。希望人们能加强食品安全意识，不买不卖黑作坊的“三无”产品，使“三无”产品无立足之地。

思考题

1. 裱花操作有哪些要求？
2. 裱花师的卫生要求是什么？
3. 裱花时对果品的使用有什么要求？
4. 裱花时对工具的使用有什么要求？
5. 裱花奶油的操作有什么要求？

第八节　餐饮业烧烤加工环节的食品安全与操作规范

烧烤是人类最原始的烹调方式，是指在火上直接烧以及用火的热量，把食物加热成熟。现在一般是指在火上将食物（多为肉类）烹调至可食用。

现代社会，由于有多种用火方式，烧烤方式也逐渐多样化，发展出各式烧烤炉、烧烤架、烧烤酱等。由于将肉类烘烤时会产生烟雾，常见的烧烤都是在户外进行。但不少餐厅也发展出室内烧烤的用餐形式，称之为烧肉店也叫烤肉店，也就是在室内每个座位前有建在桌子当中的烧烤架或烤盘，放上木炭或用气灶和电烤炉，架上网架或栏架、烤盘或烤炉让消费者自行将生肉烤熟的方式。

虽然烧烤主要指烘烤肉类，但今日可烘烤的食材相当多种，可说是任何食材包括有蔬菜、水果等都可以烘烤，亚洲常见的还有豆腐、香菇、青椒等都是烧烤时常见的。比较常见的烧烤方法主要如下。

① 炭火无烟烧烤：采用炭火为燃料，特制的炉具利用下排烟的系统把油烟排放到指定位置。这种烧烤保持了传统的炭烤油烟还不会熏到食物上，可称得上健康烧烤，深受消费者喜爱。

② 液化气立式烧烤：采用燃气为燃料，把火源立在食物的两旁，由于滴落的油脂与火不接触，所以不产生油烟。这种方法属于间接烧烤，燃料还是液化气所以味道口感大打折扣。

③ 电烤：采用U型电炉丝为热源，对食品进行烘烤，效果、味道、感觉都一般。市场上常见的几种烧烤形式如下。

地摊式：摆摊纯粹是活动性，有短期固定的摊位。大部分的货物是烧烤品种常见的。

固定式：有固定的门市或者固定的大场地，有很好的配合烧烤的饮品以及其他服务。

一、烧烤加工要求

（1）加工前应认真检查待加工食品，发现有腐败变质或者其他感官性状异常的，不得进行加工。

（2）原料、半成品应分开放置，成品应有专用存放场所，避免受到污染。

（3）制作过程中生熟分开，防止交叉污染，盛装熟食的容器必须经过消毒。

（4）按规定要求正确使用食品添加剂。淋浇用的蜂蜜、麦芽糖在使用前应经过滤、煮沸消毒，用后加盖存放。

（5）废弃物品应放入带盖的垃圾桶内，不得外溢，及时清理。

（6）烧烤时应避免食品直接接触火焰。

（7）保持场所卫生整洁，地面无残渣、污物，工作结束及时将用具容器等洗刷干净。空调装置定期清洗消毒。

二、烧烤加工操作规程及要求

（1）用于烧烤的食物应符合国家有关食品安全标准和规定的有关要求，并应进行验收，不得采购《食品安全法》第二十八条规定禁止生产经营的食品和《中华人民共和国农产品质量安全法》第三十三条规定不得销售的农产品。

（2）烧烤食物采购时应索取发票等购货凭据，并做好采购记录，便于溯源；向食品生产单位、批发市场等批量采购食品的，还应索取许可证、检验（检疫）合格证明等。

（3）烧烤食物入库前应进行验收，出入库时应登记，做好记录。

（4）烧烤食物的运输工具应当保持清洁，防止食品在运输过程中受到污染。

三、餐饮业烧烤制作卫生管理制度

（1）场所必须按宰杀—初加工—腌制—烧烤卤肉间—凉凉分设场所（间）。

（2）所用畜禽肉类必须经过兽医检疫合格方可使用。

（3）烧烤卤制肉类食品严禁使用亚硝酸盐，使用其他食品添加剂要经卫生监督机构允许方可使用。

（4）制作间必须设洗手消毒水池及设施。

（5）切配烧烤卤制熟食品间要设紫外线消毒灯，定时对案板及空间进行消毒处理。

（6）切配烧烤卤制熟食品要专人负责，有专用工具，防止生熟交叉污染。

（7）防蝇、防尘、防鼠、防腐卫生设施要完备。

（8）从业人员必须穿戴整洁卫生的衣帽、口罩，保持个人卫生。

知识拓展

烧烤食物的安全准则

食用烧烤类食品容易引起食物中毒，因为烧烤时生熟肉类的交叉污染，会引起食物中毒。还有20%的概率因为食用生熟参半的肉类，而引起食物中毒。不幸的是，有很多人在食用烧烤类食品时，忘记了食物的基本安全准则。

（1）将生的食品与熟的可食食品和蘸酱分开放置。

（2）不要将烤熟的鸡肉或其他熟肉放在曾放置生肉的盘子上，因为盘子可能还会遗留一些生肉汁。

（3）不要将腌制生肉的酱汁往熟肉上浇淋。

（4）不要将要烤制的肉类长时间地放在高温天气下。

（5）如果食物经过烧烤后而长时间未食用，应将其冷藏。

（6）烤制香肠、肉饼和家禽时，一定要将其烤熟烤透，直至汁水没有任何红色的血水出现。

案例

超标的亚硝酸钠

2008年年底，被告人顾发龙、顾芹父女未取得许可证就从事加工烧烤食品活动。后顾发龙发现肉制品容易变质，遂让顾芹购买了一包亚硝酸钠作为添加剂使用。顾发龙明知亚硝酸钠须按标准限量使用，仍在其腌制肉食品时凭经验添加；顾芹明知顾发龙腌制的食品未按剂量控制使用，仍与其共同销售。2012年4月17日下午，被害人朱某（女，时8岁）、丁某某（男，时5岁）食用顾发龙、顾芹生产、销售的鸡翅后出现严重亚硝酸盐中毒症状，后经抢救脱险。经当地疾病预防控制中心检测，丁某某吃剩的鸡翅中亚硝酸钠含量为11g/kg，顾发龙、顾芹家中未售出的鸡翅、鸡腿中亚硝酸钠含量为7.48g/kg、0.105g/kg，分别是国家规定标准的367倍、249倍、3.5倍，且顾发龙使用的亚硝酸钠已过期。

东台市人民法院认为，被告人顾发龙、顾芹在其生产、销售的食品中超标准添加已过期的亚硝酸钠，致两名儿童食用后中毒。情节严重，其行为已触犯我国刑法，均构成生产、销售不符合安全标准的食品罪。二被告人归案后如实供述犯罪事实，庭审中自愿认罪且赔偿了被害人的损失，依法可从轻处罚。根据二被告人犯罪及量刑情节，于2012年9月以生产、销售不符合安全标准的食品罪判处被告人顾发龙有期徒刑三年，并处罚金人民币1万元；判处被告人顾芹有期徒刑三年，缓刑四年，并处罚金人民币1万元。

案例点评

烧烤是人们喜欢的一种制作食物的方式，但由于有些烧烤条件简陋、设备差、污染大、食物存放的时间较长，加上食物烧烤不透等原因，极易出现食物中毒现象。有的为了使食物好看，加入过量的亚硝酸盐等添加剂，对人体产生危害，再加上烧烤食物过程中产生的有害物质都是对人体产生致癌的物质，建议人们不食用或尽量少食用。

思考题

1. 什么是烧烤？有哪几种形式？
2. 烧烤的卫生要求有哪些？
3. 烧烤的操作规范是什么？
4. 你吃过哪些烧烤？有什么特点？

第九节 餐饮业生食海产品加工环节的食品安全与操作规范

有人喜欢生吃海鲜，还有将海鲜稍一煮开或旺火快炒，没等到肉完全熟就吃，其实，这样对人体有很多危害。

烹调海鲜时应掌握好时间，要有一个短时间高温加热的过程，这样利用高温杀菌。但不应蒸煮过长，否则不但影响口感，还会使蛋白质变性，降低营养价值。

螺贝蟹类海鲜在烹饪之前一定要洗净，目的是将它们体内的一些脏物和部分细菌清除掉。

海鲜食物一般都属于寒凉阴性类食品，所以在食用时最好与姜、醋等作料共同食用。因为姜性热，与海鲜放在一起可起到中和寒热、防止身体不适的作用。而醋也有很好的杀菌作用，对海鲜中一些残留有害细菌能起到一定的杀除作用。海鲜一般在夏季不宜存放，容易引起食物中毒。

另外还应注意，活鱼被杀死后，不宜马上蒸煮，最好过15min、等到鱼的肌肉变软后再制作。这样有利于蛋白质分解成氨基酸，容易被人体吸收，味道和口感也是最好的。

生食海产品制作要求：生食海产品分为刺身及其他生食海产品两类。刺身是指象拔蚌、龙虾、赤贝、三文鱼等经改刀直接食用的海产品。其他生食海产品是指按传统腌、盐、糟、醉、酱或氽等加工后直接食用的海产品。刺身制作应独立设间，用于制作的生食海产品其卫生质量应符合相关的卫生要求，制作时应避免废弃部分污染可食部分（如处理咸蟹应避免鳃、胃的污染），制作后的刺身海产品应当放置在食用冰中保存并用保鲜膜分隔。原则上制作后至食用的间隔时间不得超过1h。

一、生食海产品加工要求

（1）用于加工的生食海产品应符合相关食品安全要求。

（2）加工前应认真检查待加工食品，发现有腐败变质或者其他感官性状异常的，不得进行加工。

（3）从事生食海产品加工的人员操作前应清洗、消毒手部，操作时佩戴口罩。

（4）用于生食海产品加工的工具、容器应专用。用前应消毒，用后应洗净并在专用保洁设施内存放。

（5）加工操作时应避免生食海产品的可食部分受到污染。

（6）加工后的生食海产品应当放置在密闭容器内冷藏保存，或者放置在食用冰中保存并用保鲜膜分隔。

（7）放置在食用冰中保存时，加工后至食用的间隔时间不得超过1h。

二、生食海产品中毒原因

（1）海产品本身带毒

① 玉梭鱼中毒：其体内含有大量蜡脂。

② 鲍鱼中毒：其内脏染毒后肠胰呈深黑绿色。

③ 石投硬磷脂鱼中毒：石投硬磷脂、尖吻七鳃鲨、金枪鱼科等鱼的肝脏内含大量维生素A，过量摄入，可引起中毒。

④ 副溶血性弧菌广泛存在于海水、海产品和海底沉积物中等。

（2）海产品受海水污染感染上致病菌，有一些贝类由于摄入有毒的藻类而具有毒性，人们一旦吃入该种贝类，可引起食物中毒。

（3）海产品腐败变质产生毒素。

（4）平时吃醉蟹、醉虾、盐蟹等，都不能彻底消灭寄主中的寄生虫，因此易受到感染。

知识拓展

如何保存海鲜？

冰箱保存：生鲜鱼贝类必须先做适当的前处理，才可放入冰箱中储存。鱼类的处理方式是先将鳃、内脏和鱼鳞去除，用自来水充分洗净，再根据每餐的用量进行切割分装，最后再依序放入冰箱内储存。虾仁则可以先行去除沙筋，洗净后先用干布把虾仁擦干，加入味精及蛋清、太白粉、色拉油浆好，放入冰箱加以保存。而带壳的虾只需清洗外表就可冷冻或冷藏。蟹类相同。蚌壳类买回后先以清水洗一次再放入注满清水及加入一大匙盐的盆内吐沙。冷冻的扇贝、孔雀贝等可直接送入冷冻或冷藏。

活体储养：在活体储养中又根据品种的不同而有差别：（1）中高档海鲜如龙虾、鲍鱼、海参、大海蟹、红鲷、三文鱼、飞虎鱼等这些海鲜比较名贵，对水质、温度、环境、光照等要求比较高，所以在存养的过程中必须配备新鲜天然海水、水循环冷却及过滤系统、加氧系统，而且要定期对存养的器具进行消毒。（2）普通海鲜、爬虾、蛤蜊、鲜贝、牡蛎、海肠、章鱼等这些海鲜在冬季只要有新鲜海水就可以存活15d左右，夏天需要加适量的冰降温。

案例

要命的婚宴

1999年6月12日，贵州省安顺市贵航集团铸造厂一对青年男女职工，在该厂附近由个体办的吉香酒家举办婚宴，竟造成215人食物中毒的严重事件。198人在安吉职工医院接受治疗，有14名重度中毒病人转送302医院治疗，至6月18日止，所有病人全都康复。

案例点评

造成中毒的原因主要是承办宴席的酒家卫生条件差、管理混乱，食品乱堆乱放。经过海鲜、螃蟹及其他食品取样化验，发现为海鲜产品滋生“蠲盐菌”，并污染其他食物而造成的本次中毒。

思考题

1．生食海产品加工有什么要求？
2．生食海产品中毒的原因是什么？
3．如何保存海鲜？
4．如何生食海鲜？

第十节　餐饮业现榨饮料及水果拼盘制作的食品安全与操作规范

现榨饮料是指以新鲜水果、蔬菜及谷类、豆类等杂粮为原料，在符合食品安全要求的条件下，现场制作的供消费者直接饮用的非定型包装饮品。根据原辅料及加工工艺不同，现榨饮料分为现榨果蔬汁和现榨杂粮饮品。水果拼盘就是将两种以上的水果切成方便食用的形状，而后拼摆在同一果盘里。

用于现榨果蔬汁和水果拼盘的瓜果应新鲜，表皮无破损，并经彻底清洗。未经清洗处理的不得使用。制作的现榨果蔬汁和水果拼盘应当餐用完，过餐均不得再次食用。水果榨汁机使用前清洗消毒，使用后清洗保洁。

现榨饮料和水果拼盘不得使用食品添加剂，不得使用非食品原料；不得使用回收的食品做原料。现榨饮料果蔬必须新鲜、无腐烂、无霉变、无虫蛀、无破损等。杂粮及其制品必须无霉变、无虫蛀、无腐败变质、无杂质等。

餐饮服务提供者不得供应腐败变质、酸败、霉变生虫、混有异物、掺杂使假、隔顿隔夜或者感官性状异常的现榨饮料。现榨杂粮饮品应烧熟煮透后方可供应。

餐饮服务提供者应当建立健全现榨饮料从业人员健康管理制度。患有痢疾、伤寒、病毒性肝炎等消化道传染病的人员，以及患有活动性肺结核、化脓性或者渗出性皮肤病等有碍食品安全疾病的人员，不得从事现榨饮料工作。

由于水果拼盘制作从选料、制作、保鲜等环节比较复杂，因此选择的水果一定要是成熟的、新鲜的、卫生的。同时注意制作拼盘的水果不能太熟，否则会影响加工和摆放。在制作过程中，要注意防止交叉污染，要注意器皿和工具的卫生。

一、现榨饮料及水果拼盘制作要求

（1）从事饮料现榨和水果拼盘制作的人员操作前应清洗、消毒手部，操作时佩戴口罩。

（2）用于饮料现榨及水果拼盘制作的设备、工具、容器应专用。每餐次使用前应消毒，用后应洗净并在专用保洁设施内存放。

（3）用于饮料现榨和水果拼盘制作的蔬菜、水果应新鲜，未经清洗处理干净的不得使用。

（4）用于制作现榨饮料、食用冰等食品的水，应为通过符合相关规定的净水设备处理后或煮沸冷却后的饮用水。

（5）制作现榨饮料不得掺杂、掺假及使用非食用物质。

（6）制作的现榨饮料和水果拼盘当餐不能用完的，应妥善处理，不得重复利用。

二、现榨果蔬汁及水果拼盘制作操作规程

（1）从事现榨果蔬汁和水果拼盘加工的人员操作前应更衣、洗手并进行手部消毒，操作时佩戴口罩。

（2）现榨果蔬汁及水果拼盘制作的设备、工具应专用。每餐次使用前应消毒，用后应洗净并在专用保洁设施内存放。

（3）用于现榨果蔬汁和水果拼盘的瓜果应新鲜，未经清洗处理的不得使用。

（4）制作的现榨果蔬汁和水果拼盘应当餐用完。

现榨果蔬汁，100%原果汁，无任何漂浮物和沉淀物，可看见不规则的细微果肉，并允许有一定的沉淀。有些果汁饮料都要加糖、食用色素、香料等。所以，不可饮用过多，否则会抑制食欲或过多摄入糖分，导致肥胖。

知识拓展

拼盘水果留心保质期

超市常将削好的水果拼在一起卖，不仅品种丰富、颜色好看，也省去了消费者清洗水果的麻烦，受到了消费者的欢迎。不过，水果拼盘虽然食用方便、价格便宜，但存在不少隐患，消费者在购买时一定要谨慎。

一些超市或商家将快要变质的水果或已经部分变质的水果进行处理，拼装起来卖，安全性值得怀疑。而且，消费者也无从判断水果是因哪种原因造成的损坏。

水果拼盘的保质期也需要消费者注意，有些水果拼盘上只标注了包装日期，并没有标明具体的包装时间。

除了水果本身可能存在风险外，包装水果用的托盘和保鲜膜同样存在安全问题。不少商贩使用的是回收托盘，遇到酸性食品，托盘里的化学物质就会溶解出来。

所以，消费者不要贪图省事，最好少购买水果拼盘。如果购买已被切开的水果，最好买刚刚切开的，并尽快吃完。

不同的烂水果要区别对待

第一种是物理性原因造成的损坏，如磕碰引起的机械性损伤，或低温引起的冻伤，这种原因造成的水果损伤并未破坏水果本身的营养价值，是可以食用的。

第二种是化学性原因造成的损坏，如农药或打蜡造成的损伤，这种损坏一定要当心，最好不吃。

最后一种是生物性原因造成的损坏，如微生物侵染引起的霉变腐烂的水果就不应食用。

所以，购买水果最好自己亲手挑选，买新鲜、价格实惠的，这样才会吃得舒心、放心。

如何区别现榨果汁、勾兑果汁

看颜色：纯正的现榨果汁饮料，色泽十分自然，而勾兑饮料的颜色鲜艳。用餐巾纸擦拭盛装果汁的器皿内壁，如果餐巾纸上留下的颜色鲜艳，而且长时间不褪色，说明该饮料十有八九是勾兑的。

闻气味：真正的现榨果汁香味自然，其香味较为清淡，没有勾兑饮料的香味那么浓烈；勾兑饮料中富含各类香精，其气味过于浓郁，甚至有一种刺鼻的感觉。

识稠度：通常纯正的现榨果汁饮料的黏稠度比较高，里边还有一些果肉成分；而勾兑饮料却比较清澈，其颜色看上去十分靓，看不到果肉成分及少量沉淀。

案例

“烂果门”事件

“天天有汇源，健康每一天”，这句话是消费者耳熟能详的，可是真的“健康每一天”吗？2013年9月23日，汇源、安德利和海升三大果汁巨头被报道通过厂房所处的水果购销中心或水果行作为中间人，向果农大量购买“瞎果”，再用来制成果汁或浓缩果汁，自此，该三大上市公司陷入“烂果门”事件。这一消息引起股价连锁反应，9月23日消息，汇源果汁股价盘中大跌逾7%，安德利果汁则停牌。

案例点评

水果对人体健康有积极的保健作用，但是有些厂家在加工水果制品的时候，往往采用一些变质烂果，以次充好，影响了这些产品的质量，也危害了人体的健康。由于水果含水量大，在储存保管过程中，稍有不慎，极易造成腐烂变质，因此，对烂果要进行及时处理，不得使用。另外，有些水果还使用了大量的农药、催熟剂、催红剂等物品，也会对人体健康产生危害。政府应加强对这些企业的管理，保证食品安全。

思考题

1. 什么是现榨饮料?
2. 什么是水果拼盘?
3. 简述现榨饮料及水果拼盘制作要求。
4. 简述现榨果蔬汁及水果拼盘制作操作规程。
5. 如何区别现榨果汁、勾兑果汁?

第十一节　餐饮业备餐及供餐环节的食品安全与操作规范

备餐和供餐是餐饮服务业一个重要环节，如何保证备餐和供餐环节中食品安全问题，至关重要。

一、备餐间及供餐间食品安全要求

（1）专间内由专人操作，非操作人员不得擅自进入专间。操作人员应保持良好的个人卫生，操作时头发不得外露，不得留长指甲、涂指甲油、佩戴饰物。

（2）工作人员进入专间前应更换专用的工作衣帽并佩戴口罩，操作前应严格进行双手清洗消毒，操作时应适时消毒，不得穿戴专间工作衣帽从事与专间操作无关的工作。

（3）每餐（或每次）使用前应进行空气和操作台的消毒，应在专间无人状态下用紫外线灯消毒30min以上，并做好记录。

（4）专间内温度不得超过25℃，当气温超过25℃时应立即打开空调降低室温。

（5）供应前认真检查待供应食品，发现有腐败变质或者其他感官性状异常的，应立即做出撤换等相应处理。

（6）非操作人员不得擅自进入专间。食品应从能够开合的食品输送窗传递。地面不得设明沟。

（7）专间工作人员严格注意个人卫生，在预进间二次更衣，穿戴洁净的衣、帽、口罩，严格执行规范操作。触摸未经清洗消毒的食品外包装袋等食用品、工用具后，必须严格洗手、消毒，或更换清洁手套后，方能接触成品，避免交叉污染。

（8）保持专间清洁，每餐（或每次使用前）应进行空气、操作台和有关工用具的消毒，并按格式做好记录。紫外线灯应安装在工作台正上方2m内，按1.5W/m^3设置，定期监测辐射强度，及时更换。消毒时，室内应干燥、无灰尘、无水雾，门窗密闭，人必须离开，以防灼伤。

（9）专间的工（用）具、容器必须专用，定位存放。用前消毒，用后洗净。消毒应严格按要求使用煮沸、蒸汽、红外线消毒或用含氯制剂浸泡消毒等方法。用于菜肴装饰的原料使用前应洗净消毒，不得反复使用。

（10）在烹饪后至食用前需要较长时间（超过2h）存放的食品应当在高于60℃或低于10℃的条件下存放。如需在常温下存放，则应在2h之内食用。

二、备餐及供餐操作规程

（1）操作人员进入专间前应更换洁净的工作衣帽，并将手洗净、消毒，工作时应戴口罩。

（2）专间内应当由专人加工制作，非操作人员不得擅自进入专间。

（3）操作人员应认真检查待供应食品，发现有感官性状异常的，不得供应。

（4）操作时要避免食品受到污染。

（5）菜肴分派、造型整理的用具应消毒。

（6）用于菜肴装饰的原料使用前应洗净消毒，不得反复使用。

（7）在烹饪后至食用前需要较长时间（超过2h）存放的食品，应当在高于60℃或低于10℃的条件下存放。

（8）专间每餐（或每次）使用前应进行空气和操作台的消毒。使用紫外线灯消毒的，应在无人工作时开启30min以上。

（9）备餐间及出菜通道要洁净，不能堆放任何杂物。上菜通道必须与餐具回收通道分开，上菜时必须加盖保洁。备餐间只能存放直接入口的食物及必须用的食具、工具。

知识拓展

餐饮业备餐及供餐环节注意事项

1. 控制温度和时间

食品加工后立即食用是备餐中保证食品安全的最佳选择，如不能做到就必须采用以下方式备餐。

热藏备餐：食品温度保持在60℃以上。

冷藏备餐：食品温度保持在10℃（最好是5℃）以下。

常温备餐：食品熟制加工后2h内食用。

按照供应量的需求，适量准备食物，减少因食品时间过长而带来的食品安全风险。向容器中添加食物时，应尽量等前批食物基本用完后再添加新的，不应将不同时间加工的食物混合：剩余的少量食品应添加在新食品的表层，尽量做到食品先制作先食用。

冷藏和热藏备餐中至少每2h测一次食品的中心温度，温度低于60℃或高于10℃（最好是5℃）的食品应予废弃。

2. 时间

建议在容器上标明加工时间，以便对超过保质期的食品进行处理（废弃或再加热）。

3. 备餐中防止食品受到污染

在备餐食品上加盖，使食品易于保持温度和不受污染。

备餐用的所有容器、工具应消毒，包括菜肴分派、造型整理的用具。备餐中每4h应清洗、消毒一次。

使用长柄勺，应避免勺柄接触食品导致污染。

任何已经供应过的食品及原料（除了消费者未打开的密封包装食品）都不应再次供应，包括菜肴装饰，以及制作菜肴的汤和食品辅料，如火锅汤底、沸腾鱼片的汤料、辣子鸡块的辣椒等。

4. 配送中的食品运输要求

应配备可以避免食品处于危险温度带下的存放设备和运输车辆（路途极短的可以例外），如冷藏车、保温车、冷藏箱、保温箱。

食品存放设备和车厢内部结构应易于清洗消毒。每次使用后应进行清洗和消毒。食品容器在设备内应能固定。

运到就餐地点后及时检查食品中心温度，对不能使温度控制在规定范围内的，应做出相应的处理（如废弃）。

备餐间管理制度

（1）备餐间使用前必须经过清洁、紫外线灯照射消毒。

（2）备餐间人员进入备餐间前要二次洗手、戴口罩和工作帽。

（3）备餐间要有通风和排气设施，同时还要有防蝇设施。

（4）与备餐无关的物品不得放于备餐间内，无关人员不得进入备餐间。

（5）备餐间的门要随时保持关闭。

（6）食品须在≤10℃或≥60℃的环境下存放；在10～60℃环境下不得超过24h。

（7）分餐用的食具要严格消毒，一次性用具不得二次使用。

（8）配备用于留样的冷藏设施和需要冷藏熟制食品的冷藏设施，要置于正常的运转状态。

案例 1

蜡样芽孢杆菌中毒

2005年某日，徐州市某公司有14名职工发生腹痛、腹泻症状。经调查该公司午餐由某快餐服务社提供外送盒饭，该服务社因收到停电通知，从当日凌晨3点即开始烧制盒饭，边加工边分装，并于凌晨5点结束。分装后的盒饭放在常温条件下的备餐间，上午11时将盒饭送到用餐单位。化验结果显示在剩余食品中，检验出大量蜡样芽孢杆菌，确认这是一起由蜡样芽孢杆菌引起的食物中毒。工商部门依照后果和国家有关规定，对这家公司进行罚款和整顿。

案例 2

副溶血性弧菌中毒

2010年6月某日，上海市某时装公司陆续有27名在公司食堂就餐的职工出现腹泻、腹痛症状，在送检的食堂饭菜和病人的肛拭样本中均检出副溶血性弧菌。确认这是一起副溶血性弧菌引起的食物中毒。调查发现该食堂当日供应的晚餐为当日中午的剩余食品，中午供应结束后存放在备餐间内近6h，仅靠电风扇降温（当日气温高达30℃），晚上食用时未重新回锅加热，导致副溶血性弧菌大量繁殖，引起食物中毒。

案例点评

目前随着生活节奏的加快，快餐业发展迅速，但在快餐加工和配送的过程中，要加强食品安全的管理，加强安全意识，特别是盒装的饭菜，要有一定的保鲜、保温条件。大型企业食堂等应禁止加工出售剩饭剩菜，特别是有些变质的饭菜，不能因为重复加热就能保证食品安全，一旦出现变质食物，要及时处理。

思考题

1. 备餐间及供餐间食品安全要求有哪些？

2. 备餐及供餐操作规程是怎样的?

3. 餐饮业备餐及供餐环节有什么注意事项?

第十二节　餐饮业食品再加热环节的食品安全与操作规范

需要再加热的食品已经存放了一定的时间，食品中的细菌量已经达到了一定水平，而这些食品一般都被认为是熟食品，再加热时容易发生加热不彻底的问题。因此，食品在再加热前要确定食品是否变质，若已经变质，则失去了食用的意义，也失去了再加热的必要。在再加热的过程中，要按烹调温度进行再加热，温度不够反而会提供致病菌适合的繁殖温度条件。食品再加热不要反复，一般再加热一次后仍未食用完的食品应当废弃。

一、膳食再加热和保温

（1）采用热链工艺的膳食经分装（或不分装），再次使用微波炉或电加热等方法对膳食进行二次加热，使膳食中心温度在高于70℃的条件下，将膳食盛放于密闭加热保温（或保温）设备中保温贮存。

（2）采用冷链工艺的膳食，应在供餐点对膳食进行二次加热，使膳食中心温度达到70℃以上方可供应。采用热链工艺的桶饭，在供餐点分餐时，应采用加热保温措施，使膳食中心温度保持在60℃以上。

（3）膳食食用的时间控制冷链工艺膳食从烧熟到食用前加热，时间控制在24h内。如在供餐点供餐加热至70℃以上后不立即食用的，时间控制在加热后1h内。

热链工艺膳食从烧熟到食用时间控制在4h内。

二、食品再加热要求

（1）保存温度低于60℃或高于10℃、存放时间超过2h的熟食品，需再次利用的应充分加热。加热前应确认食品未变质。

（2）冷冻熟食品应彻底解冻后经充分加热方可食用。

（3）加热时食品中心温度应高于70℃，不符合加热标准的食品不得食用。

三、再加热注意事项

（1）再加热注意要彻底，温度不够的再加热反而有利于致病菌繁殖。

（2）食品在再加热前应确认未变质，如变质应废弃。

（3）应按食品烹调的温度进行再加热。

（4）再加热时间过长通常会影响食品的感官，可以采用搅拌等方式加快食品温度升高的速度。

（5）冷冻熟食品一般应彻底解冻后再进行加热，避免产生中间部位温度不够的现象。

（6）食品再加热不要超过一次，再加热后仍未食用完的食品应废弃。

知识拓展

再加热技巧

人们都不爱吃剩饭，但剩饭用微波炉再加热后，味道仍会如刚烹饪好的一样可口。微波炉的这一特点，为很多家庭所喜爱。微波炉的再加热，时间很短，熟食在进食之前放入微波炉中再加热1～2min就可以了。但再加热也有一些技巧。

（1）再加热会使食品丧失水分，所以每次只要取需要的份数再加热。如一份菜要分两次吃，可一分为二在进食前分别加热。

（2）有些食品，如烧卖、包子、面包、蛋糕等点心，多次加热会发干，在加热时最好能包上保鲜膜或盖上盖子，既可防止水分蒸发，还可缩短加热时间。保鲜膜须是微波炉专用的保鲜膜。包食品时不可将食品全部包紧，要留有透气口或在保鲜膜上刺孔疏气。盖子也须有疏气孔，若无疏气孔则不可盖严，要留疏气缝。

（3）再加热数量较多时，应在加热中途搅拌一下，以便加热均匀。

（4）再加热可在进食中进行，以免放置一段时间后又再次加热。

（5）蔬菜类的再加热不要加盖或包保鲜膜，以防止青菜变黄。

（6）牛奶再加热时，宜把牛奶倒入广口杯中。

案例

剩菜引起的食物中毒

某日早上，市民裴女士打开冰箱，将冷藏了两天的一些剩菜热了热，当早饭吃了。不料不到半个小时，裴女士就上吐下泻，站都站不稳，随后被女儿送进了医院。

“我妈节俭惯了，剩饭剩菜怎么都舍不得丢，老是放进冰箱隔天热热就吃，我们说过多少次了都不听，这下吃出毛病来了。”裴女士的女儿告诉记者。前一天她们家请亲戚吃饭，当天晚上收拾时，还有不少菜没吃完，裴女士就把剩菜放进了冰箱。第二日吃了一天还没吃完，裴女士的女儿就说该扔了，可是裴女士舍不得，第三日早上当早饭吃了，结果吃出了问题。“医生说是食物中毒，应该是吃了变质的食物引起的，很可能就是那些剩菜。”

像裴女士一样，不少市民都习惯将剩菜放进冰箱隔天加热继续食用。对此，医生提醒，长期使用的冰箱已寄生了很多细菌，因此冷藏的食物不要超过两天。而且很多类型的剩菜不宜多次加热食用，这些剩菜多次加热，容易引起亚硝酸盐中毒。

案例点评

吃剩饭剩菜是一种节俭的美德，但剩饭剩菜一旦变质，就不能再食用。许多家庭对剩饭剩菜舍不得扔掉，即使放在冰箱也不安全，结果是得不偿失。有些剩饭剩菜在经过加热处理后可以食用，但加热应充分，这样才能保证人体安全。

思考题

1. 食品再加热有什么要求？
2. 食品再加热时应注意什么？
3. 食品多次加热会产生什么后果？

第6章 餐饮业食品配送环节的食品安全与操作规范

◎ 学习目标

本章重点学习餐饮服务配送环节的食品安全的要求，掌握食品安全保障措施，进一步规范食品安全操作行为，从而控制其危害发生。

◎ 学习目的

了解和掌握餐饮服务配送环节引起食品危害的各种因素，加强对食品安全的认识，规范具体食品配送环节过程中操作行为，控制食品危害，保障人民的生命安全。

◎ 学习重点

1. 餐饮服务场所配送环节食品安全要求；
2. 餐饮服务场所配送环节食品安全操作规范。

第一节　餐饮业食品配送环节的食品安全与操作规范

集体用餐配送单位是指根据集体服务对象订购要求，集中加工、分送食品但不提供就餐场所的单位。

一、集体用餐食品分装及配送要求

（1）专间内操作应符合专间配餐操作要求。

（2）盛装、分送集体用餐的容器不得直接放置于地面，容器表面应标明加工单位、生产日期、时间及保质期，必要时标注保存条件和食用方法。

（3）集体用餐配送的食品不得在10～60℃的温度条件下储存和运输，从烧熟至食用的间隔时间（保质期）应符合以下要求：

烧熟后2h的食品中心温度保持在60℃以上（热藏）的，其保质期为烧熟后4h。

烧熟后2h的食品中心温度保持在10℃以下（冷藏）的，保质期为烧熟后24h，供餐前应按本规范第三十条第三项要求再加热。

（4）运输集体用餐的车辆（图6-1）应配备符合条件的冷藏或加热保温设备或装置，使运输过程中食品的中心温度保持在10℃以下或60℃以上。

（5）运输车辆应保持清洁，每次运输食品前应进行清洗消毒，在运输装卸过程中也应注意保持清洁，运输后进行清洗，防止食品在运输过程中受到污染。

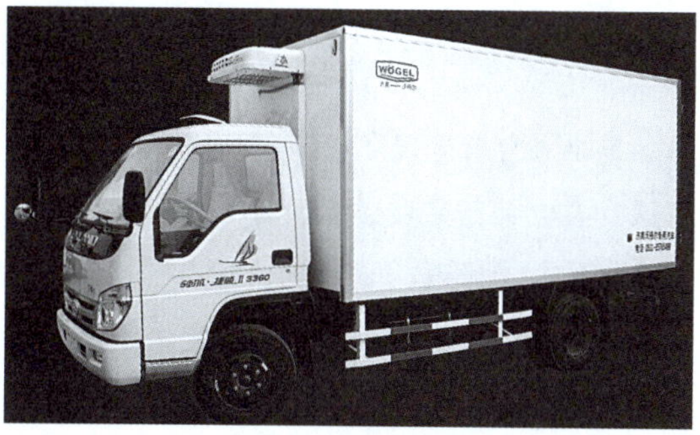

图6-1　食品冷藏车

二、集体用餐食品留样要求

（1）配送的集体用餐及重要接待活动供应的食品成品应留样。

（2）留样食品应按品种分别盛放于清洗消毒后的密闭专用容器内，在冷藏条件下存放48h以上，每个品种留样量不少于100g（图6-2）。

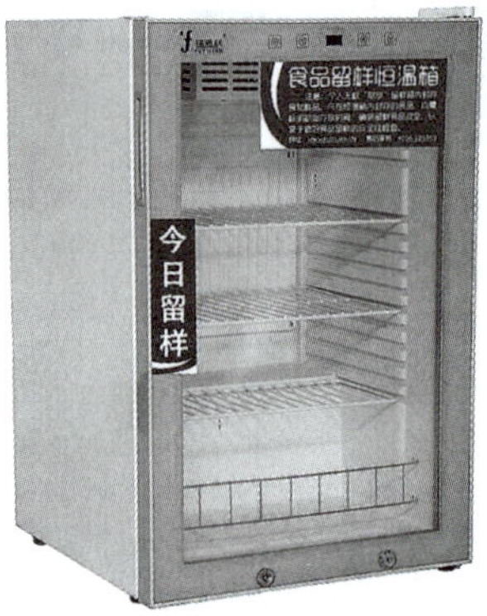

图6-2 食品留样专柜

知识拓展

上海市集体用餐配送监督管理办法

（2005年7月11日上海市人民政府令第51号公布，根据2010年12月20日上海市人民政府令第52号公布的《上海市人民政府关于修改〈上海市农机事故处理暂行规定〉等148件市政府规章的决定》修改和调整后，重新公布）

第一章 总 则

第一条 为了加强对集体用餐配送活动的监督管理，防止发生食物中毒事故和食源性疾患，保证用餐者的身体健康和生命安全，根据《中华人民共和国食品安全法》等法律和有关法规的规定，结合本市实际，制定本办法。

第二条 本办法所称的集体用餐配送，是指餐饮生产经营单位根据机关、企事业单位和其他组织的订购要求，对膳食进行集中加工、分装和分送的生产经营活动。

第三条 本办法适用于本市行政区域内从事集体用餐配送的生产经营活动和相对固定订购集体用餐的管理活动。

国家和本市对学生集体用餐和单位自办食堂供应集体用餐的监督管理另有规定的，从其规定。

第四条 上海市食品药品监督管理局（以下简称市食品药品监管局）负责本市集体用餐配送的监督管理。区、县食品药品监督管理局（以下简称区、县食品药品监管局）负责本辖区内集体用餐配送的监督管理。

本市质量技监、工商、卫生、公安、市容环卫、交通等部门应当按照各自职责，共同做好集体用餐配送的监督管理。

第五条 本市实行集体用餐配送单位食品安全承诺制度。

集体用餐配送单位在申领餐饮服务许可证及与用餐单位签订订购合同时，应当就其食品安全以及承担的相应法律责任，分别向所在地的区、县食品药品监管局及用餐单位作出承诺。

第六条　经济开发区等集中工作区域以及新建办公楼，应当创造条件开办集体用餐食堂，提供用餐场所。

本市鼓励符合要求的集体用餐配送单位积极拓展集体用餐市场，实现集体用餐生产经营的规模化和产业化，保证集体用餐的产品质量和用餐安全。

第二章　集体用餐配送单位

第七条　从事集体用餐配送活动的单位，应当向所在地的区、县食品药品监管局提出申请，取得经营范围包括集体用餐配送的餐饮服务许可证，并向工商部门领取营业执照后，方可从事集体用餐的膳食加工、分装和分送等生产经营活动。

区、县食品药品监管局收到餐饮服务许可申请后，应当按照本办法第八条规定进行审核，并核准其经营范围、生产加工工艺和生产加工数量，并将经核准的生产加工数量对外公布。

第八条　从事集体用餐配送活动的单位，应当符合下列基本条件：

（一）具有与其生产加工经营要求相适应的场地、设施设备；

（二）配备与其生产经营规模要求相适应的专职食品安全管理人员、食品安全检验机构或者检验人员；

（三）建立符合管理要求的自检制度；

（四）法律、法规、规章规定的其他条件。

前款所称基本条件的具体要求，由市食品药品监管局制定，并向社会公布。

第九条　集体用餐配送单位的负责人为本单位食品安全的直接责任人。

第十条　集体用餐配送单位的从业人员、专职食品安全管理人员和检验人员应当按照有关规定，参加食品安全知识培训；其中从业人员还应当经健康检查并取得合格证明。

集体用餐配送单位应当建立从业人员的晨检制度。发现有咳嗽、发热、腹泻或者化脓性、渗出性皮肤病等症状的人员，不得安排参加接触直接入口食品的工作。

第十一条　集体用餐配送单位必须严格按照区、县食品药品监管局核准的生产加工工艺和生产加工数量，生产加工和配送集体用餐。

第十二条　集体用餐配送单位应当向依法取得食品生产、食品流通、餐饮服务许可证的生产经营单位和依法设置的食用农产品交易市场采购原料、半成品和食用农产品。

集体用餐配送单位采购原料和半成品时，应当按照有关规定索证验证，查验食品质量和定型包装食品标签。

禁止向无证商贩采购食品原料、半成品或者食用农产品。

第十三条　集体用餐配送单位对原料进行初加工时，应当按照有关操作规程的要求，查验、拣选、浸泡、冲洗原料，保证盛放容器和加工用具符合卫生要求。

第十四条　集体用餐的膳食可以采用冷藏、加热保温或者高温灭菌以及符合要求的其他方式进行加工。

采用冷藏方式加工的，应当在膳食烧熟后充分冷却（在2小时内中心温度降至10℃以下），并在10℃以下分装、储存、运输，食用前须加热至中心温度75℃以上。采用加热保温方式加工的，应当在膳食烧煮后加热保温，使膳食在食用前中心温度始终保持在65℃以上。

采用高温灭菌方式加工的，应当将膳食盛装于密闭容器中经高温灭菌，达到商业无菌要求。

第十五条　集体用餐配送单位向集体用餐单位分送膳食应当采用封闭式专用车辆。车辆运输前应当进行清洗、消毒，在运输装卸过程中应当注意操作卫生，防止污染膳食。

运送膳食的专用车辆及其车内容器应当根据膳食的要求，设定并保持相应的温度。

第十六条　冷藏方式加工的膳食从烧熟至食用的时间不得超过24小时；加热保温方式加工的膳食从烧熟至食用的时间不得超过3小时。

采用高温灭菌方式加工的膳食，应当在其包装上标明品名、厂名、厂址、生产日期和时间、保质期限、保存条件及食用方法等。

第十七条　集体用餐配送单位应当建立原料采购、加工数量、供应单位情况等信息的台账制度。

第十八条　市和区、县食品药品监管局应当加强对集体用餐配送生产经营活动的原材料采购和膳食加工、储存、运输、包装等环节的业务指导。

第十九条　禁止向集体用餐单位配送生拌菜、改刀熟食、生食水产品以及国家和本市禁止出售的其他食品。

第三章　集体用餐单位

第二十条　集体用餐单位的法定代表人或者单位负责人对本单位集体用餐活动负有相应的管理责任。

集体用餐单位的法定代表人或者单位负责人应当保证本单位集体用餐的安全，向员工公布供餐单位的有关情况，防止因组织本单位用餐而发生食物中毒事故或者食源性疾患。

第二十一条　集体用餐单位应当向具有有效餐饮服务许可证、营业执照的生产经营单位订购本单位集体用餐的膳食；无法订购有合法经营资格的单位配送的膳食的，应当要求职工到附近具备经营资格和条件的单位食堂、餐饮场所用餐。

第二十二条　集体用餐单位的膳食暂存场所应当保持清洁卫生；需要进行现场膳食

分装的，还应当配备符合要求的场地、设施设备。

集体用餐单位从事膳食分装、发放的人员必须每年进行健康检查，并取得健康合格证明。

发现有咳嗽、发热、腹泻或者化脓性、渗出性皮肤病等症状的人员，不得安排从事膳食的分装、发放。

第二十三条　集体用餐单位发生疑似食物中毒事故的，应当立即采取有效措施，组织救治，控制剩余膳食，并在事发2小时内，向所在地的区、县食品药品监管局报告，同时配合开展中毒事故的相关调查。

集体用餐单位不得隐瞒不报、谎报或者缓报疑似食物中毒事故的情况。

第二十四条　集体用餐单位员工发现本单位向无有效餐饮服务许可证、营业执照的生产经营单位订购膳食的，应当向市或者区、县食品药品监管局举报。

第四章　监督检查

第二十五条　市或者区、县食品药品监管局应当依法加强对集体用餐配送单位生产经营场所的实地检查、监督，定期对其生产经营的膳食依法进行抽样检验。

食品安全监督执法人员在对集体用餐配送单位实施监督检查时，发现有违反法律、法规和本办法规定情形的，应当责令其及时采取有效措施予以改正或者消除事故隐患。

第二十六条　市或者区、县食品药品监管局应当加强对集体用餐单位用餐活动的日常监督，督促指导其完善膳食安全管理。

市或者区、县食品药品监管局在对集体用餐单位实施监督时，可以行使下列职权：

（一）进入集体用餐单位的用餐场所；

（二）对集体用餐膳食进行抽样检验；

（三）查验从事分装、发放膳食人员的健康合格证明和健康状况。

第二十七条　市或者区、县食品药品监管局对已经发生的食物中毒事故或者有证据证明可能导致食物中毒事故的，可以采取下列控制措施：

（一）封存造成食物中毒或者可能造成食物中毒的膳食及其原料；

（二）封存被污染的与食物中毒事件相关的生产经营场所（包括集体用餐单位的配餐间）以及食品加工工具、盛放容器；

（三）责令集体用餐配送单位收回已售出的造成食物中毒或者可能造成食物中毒的膳食；

（四）国家规定的其他措施。

第二十八条　市或者区、县食品药品监管局在接到集体用餐单位食物中毒或者疑似食物中毒事故的报告后，应当详细记录，及时进行调查处理，并采取有效控制措施；发生重大或者重大以上食物中毒以及发生人员死亡的，应当依法会同相关部门进行调查处理。

第五章　法律责任

第二十九条　集体用餐配送单位违反本办法规定，有下列行为之一的，由市或者区、县食品药品监管局责令改正；拒不改正的，处以3000元以上3万元以下的罚款：

（一）未按照规定建立加工数量、供应单位情况等信息的台账制度的；

（二）向集体用餐单位配送生拌菜、改刀熟食、生食水产品的。

集体用餐配送单位违反本办法其他规定的，由市或者区、县食品药品监管局依据《中华人民共和国食品安全法》等法律和有关法规、规章予以处罚。

第三十条　集体用餐单位违反本办法规定，有下列情形之一的，由市或者区、县食品药品监管局责令改正，并可处以1000元以下的罚款：

（一）向无有效餐饮服务许可证、营业执照的生产经营单位订购膳食的；

（二）参与膳食分装、发放的本单位人员未进行健康检查并取得合格证明的。集体用餐单位违反本办法其他规定的，由市或者区、县食品药品监管局依据《中华人民共和国食品安全法》等法律和有关法规、规章予以处罚。

集体用餐单位违反本办法规定发生食物中毒事故，造成人员伤亡的，应当依法承担相应的民事责任。

第三十一条 监督执法人员在监督执法过程中，滥用职权，玩忽职守，徇私舞弊，造成重大食物中毒事故，构成犯罪的，依法追究刑事责任；不构成犯罪的，依法给予行政处分。

第三十二条　当事人对有关行政管理部门作出的具体行政行为不服的，可以依照《中华人民共和国行政复议法》或者《中华人民共和国行政诉讼法》的规定，申请行政复议或者提起行政诉讼。

第六章　附则

第三十三条　本办法自2005年8月11日起施行。

案例

青岛26中学生集体食物中毒案

青岛26中与青岛泽丰源酒店管理服务有限公司于2011年9月1日签订食堂托管合同，由后者为学校师生提供早、午餐服务。被告人寇某任食堂执行经理，负责食堂饭菜加工管理工作。被告人许某于2012年5月14日任食堂厨师长。依照被告人寇某设立的规定，厨师长许某通常会将每天剩余的米饭放置于蒸箱内，常温保存，并在次日将米饭加工后再出售给学生食用。

“经审查查明，5月25日，共有1100余名在校学生就餐。11时50分，食堂开始分发午餐。下午1时起，部分学生开始出现腹部不适现象。”刑事审判庭主审法官姜国锋当庭宣读该起食物中毒事件调查结果，“当天下午4时，部分学生出现呕吐、腹痛、恶心等症状，被分别送往附近医院就诊。经青岛市及市南区、市北区、四方区疾病预防控制中心联合调查，认定该事件为一起因使用蜡样芽孢杆菌污染的隔夜米饭引起的食物中毒事故，中毒人数共计147人”。

案例点评

现在，许多企业、学校等与一些食品管理公司签订了食堂托管协议，为这些单位提供一日三餐。但由于人员复杂，加工不彻底、卫生不过关，特别是在饭菜加工、运输、储存等环节，安全隐患明显，一旦发生食物安全事件，则影响重大。因此，餐饮管理公司要重视配送等各个环节，加强管理，提高食物的保鲜技术，杜绝事故的发生。

思考题

1. 集体用餐食品分装及配送有什么要求？
2. 集体用餐食品留样有什么要求？

第二节　中央厨房食品包装及配送的食品安全与操作规范

中央厨房也称中央配送中心，具有独立场所和设备，集中完成食品成品或半成品制作，直接配送给餐饮服务经营单位的单位。狭义地说，是指对分店实行统一采购、选菜、切菜、调料，然后将配好的食材和料包做成半成品用冷藏车配送，到达分店后，只需要做些简单加工即可。采用中央厨房配送后，比传统的配送要节约30%左右的成本。中央厨房采用巨大的操作间，采购、选菜、切菜、调料等各个环节均有专人负责，半成品和调好的调料一起，用统一的运输方式，赶在指定时间内运到分店。中央厨房最大的好处就是通过集中规模采购、集约生产来实现菜品的质优价廉，在需求量增大的情况下，采购量增长相当可观。

为降低食品安全风险，形成集约化、标准化的操作模式，中央厨房对原料采购的要求也在不断提高。品牌原料不仅能够保证稳定的供应，良好的物流体系能更好地保证原料的新鲜与安全。

建立中央厨房，实行统一原料采购、加工、配送，精简了复杂的初加工操作，操作岗位单纯化，工序专业化（图6-3），有利于提高餐饮业标准化、工业化程度，是目前餐饮业实现规范化经营的必要条件，只有这样才能在一定规模基础上产出规模效益，让家庭厨房劳动社会化，更科学地保障市民餐桌的安全。

中央厨房餐饮服务提供者禁止加工配送三类高风险食品：冷加工制作的即食食品、生食水产品和乳制品（以乳制品为原料加工的冷冻饮品除外）。

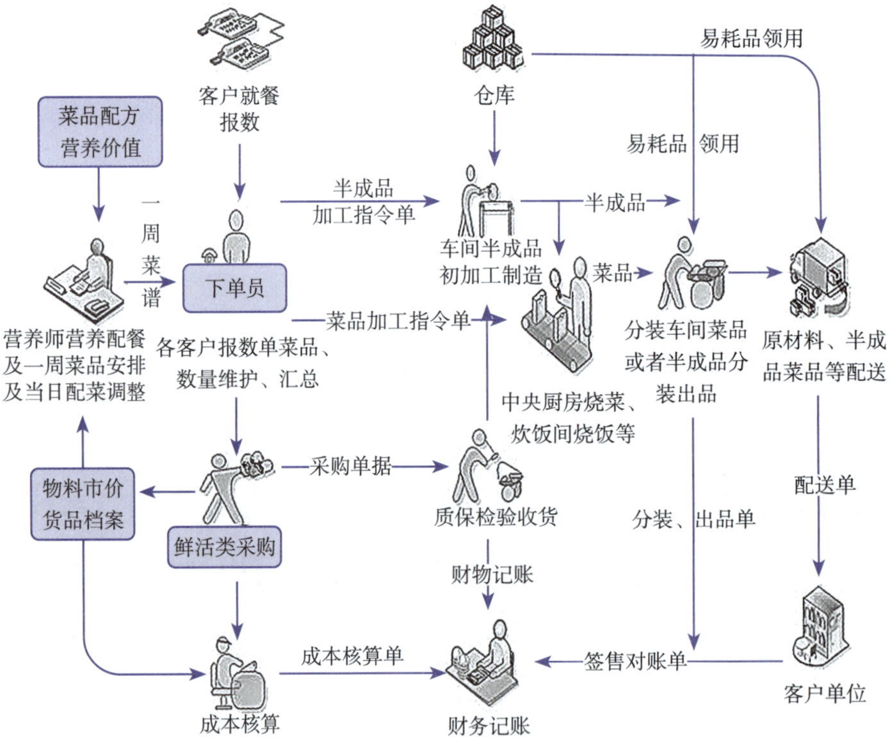

图6-3　中央厨房业务流程图

一、中央厨房食品包装及配送要求

（1）专间内操作应符合《餐饮服务通用卫生规范》第二十四条第一项至第四项要求。

（2）包装材料应符合国家有关食品安全标准和规定的要求。

（3）用于盛装食品的容器不得直接放置于地面。

（4）配送食品的最小使用包装或食品容器包装上的标签应标明加工单位、生产日期及时间、保质期、半成品加工方法，必要时标注保存条件和成品食用方法。

（5）应根据配送食品的产品特性选择适宜的保存条件和保质期，宜冷藏或冷冻保存。

（6）运输车辆应保持清洁，每次运输食品前应进行清洗消毒，在运输装卸过程中也应注意保持清洁，运输后进行清洗，防止食品在运输过程中受到污染。

二、食品的包装

（1）包装

① 包装前将操作间进行清洁、消毒处理，并对人员卫生、设备运转情况进行检查。

② 各种包装材料符合国家卫生标准和卫生管理办法的规定。

③ 包装材料在使用前应按有关原料投产规定由卫生管理人员检查认可。

④ 定型包装产品的外包装贴有符合GB7718规定的标签；非定型包装的产品应以适当方式标明产品的生产日期、保质期限、保存方法和使用方法，以及生产者名称和所在地址。

（2）包装材料（图6-4）

① 包装材料应清洁、无毒且符合国家相关安全标准的规定。

② 内包装材料应能在正常储存、运输、销售中充分保护食品免受污染，防止损坏。

③ 重复使用的包装材料在使用前应彻底清洗，必要时进行消毒。

④ 一次性内包装材料应脱去外包装后进入专间。

（3）食品包装的标签（图6-5）

① 名称、规格、净含量、生产日期。

② 成分表或者配料表。

③ 生产者的名称、地址、联系方式。

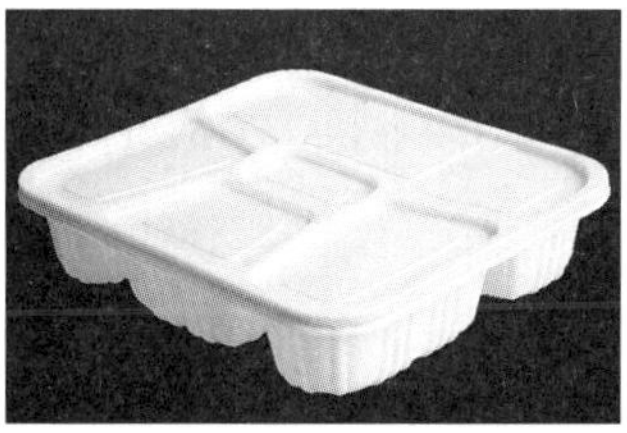

图6-4　食品包装

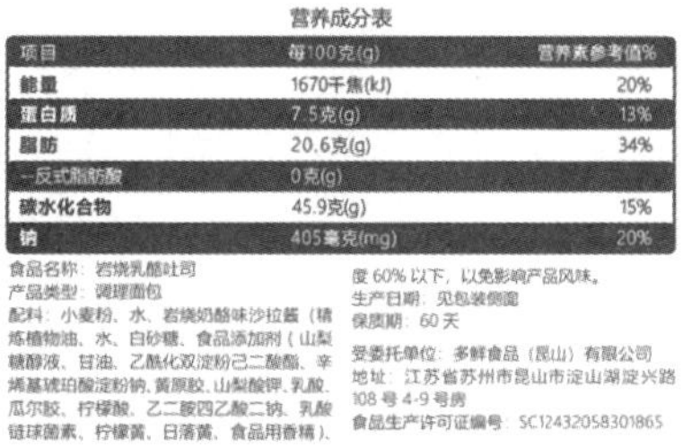

营养成分表

项目	每100克(g)	营养素参考值%
能量	1670千焦(kJ)	20%
蛋白质	7.5克(g)	13%
脂肪	20.6克(g)	34%
—反式脂肪酸	0克(g)	
碳水化合物	45.9克(g)	15%
钠	405毫克(mg)	20%

食品名称：岩烧乳酪吐司
产品类型：调理面包
配料：小麦粉、水、岩烧奶酪味沙拉酱（精炼植物油、水、白砂糖、食品添加剂（山梨糖醇液、甘油、乙酰化双淀粉己二酸酯、辛烯基琥珀酸淀粉钠、黄原胶、山梨酸钾、乳酸、瓜尔胶、柠檬酸、乙二胺四乙酸二钠、乳酸链球菌素、柠檬黄、日落黄、食品用香精）、
度 60% 以下，以免影响产品风味。
生产日期：见包装侧面
保质期：60 天
受委托单位：多鲜食品（昆山）有限公司
地址：江苏省苏州市昆山市淀山湖淀兴路108 号 4-9 号房
食品生产许可证编号：SC12432058301865

图6-5　食品包装的标签

④ 保质期。

⑤ 产品标准代号。

⑥ 储存条件。

⑦ 所使用的食品添加剂在国家标准中的通用名称。

⑧ 生产许可证编号。

⑨ 法律、法规或者食品安全标准规定必须标明的其他事项。

三、储存与运输设备要求

（1）应具备常温库房以及相应的冷藏、冷冻库房，面积与生产加工数量及品种相适应。库房的建筑应避免日光直射和雨淋，具有防鼠、防蝇、防尘、防潮湿等设施。

（2）冷藏库（0～10℃）和冷冻库（–18℃以下）数量和结构能使原料、半成品和成品分开存放，有明显区分标识并设有温度指示装置。

（3）库房及冷藏、冷冻库内应设置数量足够的物品存放架，能使储存的食品离地离墙存放。

（4）储存场所应具备标识设施，以标注不同物品、进货和使用时间及存量等内容。

（5）工厂应具备原料和成品的装运车辆和容器、设备。根据原料和产品特点应具备运输过程中的冷藏和保温手段。

（6）配备与加工食品品种、数量以及储存要求相适应的封闭式专用运输冷藏车辆，车辆内部结构平整，易清洗。

知识拓展

中央厨房许可审查规范

第一条　为规范中央厨房许可，根据《中央机构编制委员会办公室关于明确中央厨房和甜品站食品安全监管职责有关问题的通知》（中央编办发〔2011〕3号），以及《餐饮服务许可管理办法》《餐饮服务许可审查规范》要求，制定本规范。

第二条　中央厨房，指由餐饮连锁企业建立的，具有独立场所及设施设备，集中完成食品成品或半成品加工制作，并直接配送给餐饮服务单位的单位。

第三条　中央厨房纳入餐饮服务许可管理的范围，作为第六类餐饮服务许可类别审查。开设中央厨房应当取得《餐饮服务许可证》，其许可程序和申请材料按照《餐饮服务许可管理办法》有关规定执行。

第四条　中央厨房餐饮服务许可申请的受理和审批机关由中央厨房所在地省、自治区、直辖市食品药品监督管理部门规定。

第五条　由餐饮连锁企业向食品药品监督管理部门提出中央厨房餐饮服务许可申请。申请许可的中央厨房应当具备《餐饮服务许可管理办法》第九条规定的基本条件。

第六条　中央厨房应当设置专职食品安全管理人员。申请人申请餐饮服务许可时，应提交餐饮服务单位食品安全管理人员培训合格证明。

第七条　申请人提交的保证食品安全的规章制度应当包括：

（一）从业人员健康管理制度和培训管理制度；

（二）专职食品安全管理人员岗位职责规定；

（三）食品供应商遴选制度；

（四）加工制作场所环境及设施设备卫生管理制度；

（五）关键环节操作规程，包括采购、储存、烹调温度控制、专间操作、包装、留样、运输、清洗消毒等；

（六）食品、食品添加剂、食品相关产品采购索证索票，进货查验和台账记录制度；

（七）食品添加剂使用管理制度；

（八）食品检验制度；

（九）问题食品召回和处理方案；

（十）食品安全突发事件应急处置方案；

（十一）食品药品监督管理部门规定的其他制度。

第八条　中央厨房向餐饮服务单位配送的食品品种应当报受理餐饮服务许可申请的食品药品监督管理部门审核备案。禁止配送的高风险食品目录由各省、自治区、直辖市食品药品监督管理部门确定。

第九条　选址要求选择地势干燥、有给排水条件和电力供应的地区，不得设在易受到污染的区域。距离粪坑、污水池、暴露垃圾场（站）、旱厕等污染源25m以上，并设置在粉尘、有害气体、放射性物质和其他扩散性污染源的影响范围之外。

第十条　场所设置、布局、分隔、面积要求

（一）设置具有与供应品种、数量相适应的初加工、切配、烹调、面点制作、食品冷却、食品包装、待配送食品储存、工用具清洗消毒等加工操作场所，以及食品库房、更衣室、清洁工具存放场所等。

（二）食品处理区分为一般操作区、准清洁区、清洁区，各食品处理区均应设置在室内，且独立分隔。

（三）配制凉菜以及待配送食品储存的，应分别设置食品加工专间；食品冷却、包装应设置食品加工专间或专用设施。

（四）各加工操作场所按照原料进入、原料处理、半成品加工、食品分装及待配送食品储存的顺序合理布局，并能防止食品在存放、操作中产生交叉污染。

（五）接触原料、半成品、成品的工具、用具和容器，有明显的区分标识，且分区域存放；接触动物性和植物性食品的工具、用具和容器也有明显的区分标识，且分区域存放。

（六）食品加工操作和储存场所面积原则上不小于300m^2，应当与加工食品的品种和数量相适应。

（七）切配烹饪场所面积不小于食品处理区面积的15%；清洗消毒区面积不小于食品处理区面积的10%。

（八）凉菜专间面积不小于10m^2。

（九）厂区道路采用混凝土、沥青等便于清洗的硬质材料铺设，有良好的排水系统。

（十）加工制作场所内无圈养、宰杀活的禽畜类动物的区域（或距离25m以上）。

第十一条　食品处理区地面、排水、墙壁、门窗和天花板要求

（一）地面用无毒、无异味、不透水、不易积垢的材料铺设，且平整、无裂缝。

（二）初加工、切配、加工用具清洗消毒和烹调等需经常冲洗场所、易潮湿场所的地面易于清洗、防滑，并有排水系统。

（三）地面和排水沟有排水坡度（不小于1.5%），排水的流向由高清洁操作区流向低清洁操作区。

（四）排水沟出口有网眼孔径小于6mm的金属隔栅或网罩。

（五）墙角、柱脚、侧面、底面的结合处有一定的弧度。

（六）墙壁采用无毒、无异味、不透水、平滑、不易积垢的浅色材料。

（七）初加工、切配、烹调和工用具清洗消毒等场所应有1.5m以上的光滑、不吸水、浅色、耐用和易清洗的材料制成的墙裙，食品加工专间内应铺设到顶。

（八）内窗台下斜45°以上或采用无窗台结构。

（九）门、窗装配严密，与外界直接相通的门和可开启的窗设有易于拆下清洗不生锈的纱网或空气幕，与外界直接相通的门和各类专间的门能自动关闭。

（十）初加工、切配、烹调、工用具清洗消毒等场所、食品包装间的门采用易清洗、不吸水的坚固材料制作。

（十一）天花板用无毒、无异味、不吸水、表面光洁、耐腐蚀、耐温、浅色材料涂覆或装修。

（十二）半成品、即食食品暴露场所屋顶若为不平整的结构或有管道通过，加设平整易于清洁的吊顶（吊顶间缝隙应严密封闭）。

（十三）水蒸气较多的场所的天花板有适当的坡度（斜坡或拱形均可）。

第十二条　洗手消毒设施要求

（一）食品处理区内设置足够数量的洗手设施，其位置设置在方便员工的区域。

（二）洗手池的材质为不透水材料，结构不易积垢并易于清洗。

（三）洗手消毒设施旁设有相应的清洗、消毒用品和干手设施，员工专用洗手消毒设施附近有洗手消毒方法标识。

第十三条　工用具、设施设备清洗消毒保洁设施要求

（一）根据加工食品的品种，配备能正常运转的清洗、消毒、保洁设备设施。

（二）采用有效的物理消毒或化学消毒方法。

（三）各类清洗消毒方式设专用水池的最低数量：采用化学消毒的，至少设有3个专用水池或容器。采用热力消毒的，可设置2个专用水池或容器。各类水池或容器以明显标识标明其用途。

（四）接触直接入口食品的工具、容器清洗消毒水池专用，与食品原料、清洁用具及接触非直接入口食品的工具、容器清洗水池分开。

（五）工用具清洗消毒水池使用不锈钢或陶瓷等不透水材料、不易积垢并易于清洗。

（六）设专供存放消毒后工用具的保洁设施，标记明显，易于清洁。

（七）清洗、消毒、保洁设备设施的大小和数量能满足需要。

第十四条　食品原料、清洁工具清洗水池要求

（一）初加工操作场所分别设动物性食品、植物性食品、水产品3类食品原料的清洗水池，水池数量或容量与加工食品的数量相适应。各类水池以明显标识标明其用途。

（二）加工场所内设专用于拖把等清洁工具、用具的清洗水池，其位置不会污染食品及其加工操作过程。

第十五条　加工食品设备、工具和容器要求

（一）食品烹调后以冷冻（藏）方式保存的，应根据加工食品的品种和数量，配备相应数量的食品快速冷却设备。

（二）应根据待配送食品的品种、数量、配送方式，配备相应的食品包装设备。

（三）接触食品的设备、工具、容器、包装材料等符合食品安全标准或要求。

（四）接触食品的设备、工具和容器易于清洗消毒。

（五）所有食品设备、工具和容器不使用木质材料，因工艺要求必须使用除外。

（六）食品容器、工具和设备与食品的接触面平滑、无凹陷或裂缝（因工艺要求除外）。

第十六条　通风排烟、采光照明设施要求

（一）食品烹调场所采用机械排风。产生油烟或大量蒸汽的设备上部，加设附有机械排风及油烟过滤的排气装置，过滤器便于清洗和更换。

（二）排气口装有网眼孔径小于6mm的金属隔栅或网罩。

（三）加工经营场所光源不改变所观察食品的天然颜色。

（四）安装在食品暴露正上方的照明设施使用防护罩，冷冻（藏）库房使用防爆灯。

第十七条　废弃物暂存设施要求

（一）食品处理区设存放废弃物或垃圾的容器。废弃物容器与加工用容器有明显区分的标识。

（二）废弃物容器配有盖子，以坚固及不透水的材料制造，内壁光滑便于清洗。专间内的废弃物容器盖子为非手动开启式。

第十八条　库房和食品储存场所要求

（一）食品和非食品（不会导致食品污染的食品容器、包装材料、工用具等物品除外）库房分开设置。

（二）冷藏、冷冻柜（库）数量和结构能使原料、半成品和成品分开存放，有明显区分标识。

（三）除冷库外的库房有良好的通风、防潮、防鼠（如设防鼠板或木质门下方以金属包覆）设施。

（四）冷藏、冷冻库设可正确指示库内温度的温度计。

（五）库房及冷藏、冷冻库内应设置数量足够的物品存放架，能使贮存的食品离地离墙存放。

第十九条　专间要求

（一）专间内无明沟，地漏带水封，专间墙裙铺设到顶。

（二）专间只设一扇门，采用易清洗、不吸水的坚固材质，能够自动关闭。窗户封闭。

（三）需要直接接触成品的用水，应加装水净化设施。

（四）专间内设符合餐饮服务食品安全管理规范要求的空调设施、空气消毒设施、流动水源、工具清洗消毒设施；凉菜间、食品冷却间、食品包装间设专用冷冻（藏）设施。

（五）专间入口处设置有洗手、消毒、更衣设施的通过式预进间。洗手消毒设施除符合本规范第十三条的规定外，应当为非手触动式。

第二十条　更衣室要求更衣场所应与加工经营场所处于同一建筑物内，有足够大小的空间、足够数量的更衣设施和适当的照明。

第二十一条　厕所设置要求

（一）厕所不设在食品处理区。

（二）厕所采用水冲式。

（三）厕所地面、墙壁、便槽等采用不透水、易清洗、不易积垢的材料，设有效排气装置，有适当照明，与外界相通的窗户设置纱窗，或为封闭式，外门能自动关闭，在出口附近设置洗手设施。

（四）厕所排污管道与食品加工操作场所的排水管道分设，并有可靠的防臭气水封。

第二十二条　运输设备要求配备与加工食品品种、数量以及储存要求相适应的封闭式专用运输冷藏车辆，车辆内部结构平整，易清洗。

第二十三条　食品检验和留样设施设备及人员要求

（一）设置与加工制作的食品品种相适应的检验室。

（二）配备与检验项目相适应的检验设施和检验人员。

（三）配备留样专用容器和冷藏设施，以及留样管理人员。

第二十四条　省级食品药品监督管理部门可根据本规范制定具体实施细则，报国家食品药品监督管理局备案。

第二十五条　本规范由国家食品药品监督管理局负责解释。

第二十六条　本规范自2011年7月1日起实施。

案例

酱牛肉引起的食物中毒

2004年8月10日，某市某酒店连续发生顾客就餐后出现呕吐和腹泻症状，开始以可疑“食物中毒”进行了处理，紧接着其连锁的几家酒店顾客都出现呕吐和腹泻症状。经工商防疫部门调查发现，几家连锁酒店的酱牛肉均检测出O1群小川型霍乱弧菌，确定为一起食源性疾病暴发。

案例点评

中央厨房大多集中在一些连锁企业，统一采购、统一加工、统一配送，经营品牌一致。因此，中央厨房环境的好坏，加工过程、加工人员的卫生要求等，对食品质量的安全至关重要，一旦某个环节出现问题，引起某某食物变质，即会出现大面积的连锁反应。因此，应加强对中央厨房的管理，防止在任何环节出现食物变质的情况。

思考题

1. 中央厨房食品包装及配送要求有哪些？
2. 食品的包装有什么要求？
3. 储存与运输设备要求有哪些？

第三节　外卖环节食品包装及配送的食品安全与操作规范

外卖食品作为餐饮服务的新兴产业，近年来发展迅速，作为食品安全的重要领域，在食材采购、食品加工、包装安全、配送安全等监管方面，显得尤为重要。网络餐饮最后一个环节，配送标准直接决定着外卖食品是否受到二次污染。要组织开展网络餐饮服务食品安全专项检查，督促网络餐饮服务第三方平台提供者落实主体责任；督促入网餐饮服务提供者做好食品原料索证索票和进货查验记录，不得采购、加工不符合食品安全标准的食品和原料；定期召开网络餐饮服务第三方平台区域负责人约谈会，加强对分支机构、代理商、合作商等的管理；对违法行为进行严厉处罚。

2018年8月，国家市场监管总局发布了修订后的《餐饮服务食品安全操作规范》对餐饮外卖作了如下规定：

（1）送餐人员应保持个人卫生。外卖箱（包）应保持清洁，并定期消毒。

（2）使用符合食品安全规定的容器、包装材料盛放食品，避免食品受到污染。

（3）配送高危易腐食品应冷藏配送，并与热食类食品分开存放。

（4）从烧熟至食用的间隔时间（食用时限）应符合以下要求：烧熟后2h，食品的中心温度保持在60℃以上（热藏）的，其食用时限为烧熟后4h。

（5）宜在食品盛放容器或者包装上，标注食品加工制作时间和食用时限，并提醒消费者收到后尽快食用。

（6）宜对食品盛放容器或者包装进行封签。

（7）使用一次性容器、餐饮具的，应选用符合食品安全要求的材料制成的容器、餐饮具，宜采用可降解材料制成的容器、餐饮具。

2021年12月29日，浙江省市场监管局正式对外发布《餐饮外卖封签规范使用指引》，对外卖封签的定义、功能、材质、标识均提出明确要求，并对外卖封签的具体位置示例说明。

2022年4月1日起，北京市市场监督局发布的《网络餐饮服务餐饮安全管理规范》正式实施。规范明确：供餐企业应有固定的经营场所；外送食品打包应使用开启后无法复原的封签或一次性外包装袋；外卖配送箱每日消毒应不少于一次；在配送过程中配送员不应打开食品外包装，发生食品污染应终止配送；通过网络餐饮服务供应的食品质量安全应与堂食保持一致……在对北京网络餐饮安全管理提出明确要求的同时，规范也逐一回应了外卖用户普遍关心的多个热点。相比消费者权益保护法以及刚刚施行的《最高人民法院关于审理网络消费纠纷案件适用法律若干问题的规定（一）》中保障外卖用户权益的相关规定，这份管理规范更具有实用性和可操作性。比如，其中“应使用外卖包装封签或一次性封口的外包装袋等密封方式，且封签在开启后应无法复原”的规定，能够有效减少配送过程中因外部因素对食品造成的污染风险，把漏洞堵在问题发生之前。

《中国互联网发展状况统计报告》显示，截至2021年12月，我国外卖用户规模高达5.44亿。这些用户在享受外卖便利的同时，也咽下了不少“苦水”。各地不时爆出卫生脏乱、服务恶劣等问题，比如外卖小哥在顾客外卖中小便，送餐员向外卖里吐口水，无不令公众深感愤慨。除了配送环节的卫生及食品安全问题，分量及质量与堂食有别、“幽灵商家”备案地址与经营地址不一，等等，也是乱象频现的重灾区。

从国家层面上，应进一步细化完善《网络餐饮服务食品安全监督管理办法》等法规条款，明确监管部门、第三方平台、入网餐饮商户等各方主体责任、具体标准和量化指标；将小餐饮、小平台及其他外卖商户纳入监管范围；提高对平台、商户违法的惩罚性赔偿标准，增加违法成本。鼓励支持各地探索制定地方性外卖食品安全监管法规制度，全国人大可在地方立法实践基础上，适时出台网络外卖食品经营管理基础法律，保障监管有法可依。

知识拓展

《食品安全监督管理办法》

2017年11月6日，国家食品药品监督管理总局令第36号公布，根据2020年10月23日国家市场监督管理总局令第31号修订《食品安全监督管理办法》

第一条　为加强网络餐饮服务食品安全监督管理，规范网络餐饮服务经营行为，保证餐饮食品安全，保障公众身体健康，根据《中华人民共和国食品安全法》等法律法规，制定本办法。

第二条　在中华人民共和国境内，网络餐饮服务第三方平台提供者、通过第三方平台和自建网站提供餐饮服务的餐饮服务提供者（以下简称入网餐饮服务提供者），利用互联网提供餐饮服务及其监督管理，适用本办法。

第三条　国家市场监督管理总局负责指导全国网络餐饮服务食品安全监督管理工作，并组织开展网络餐饮服务食品安全监测。

县级以上地方市场监督管理部门负责本行政区域内网络餐饮服务食品安全监督管理工作。

第四条　入网餐饮服务提供者应当具有实体经营门店并依法取得食品经营许可证，并按照食品经营许可证载明的主体业态、经营项目从事经营活动，不得超范围经营。

第五条　网络餐饮服务第三方平台提供者应当在通信主管部门批准后30个工作日内，向所在地省级市场监督管理部门备案。自建网站餐饮服务提供者应当在通信主管部门备案后30个工作日内，向所在地县级市场监督管理部门备案。备案内容包括域名、IP地址、电信业务经营许可证或者备案号、企业名称、地址、法定代表人或者负责人姓名等。

网络餐饮服务第三方平台提供者设立从事网络餐饮服务分支机构的，应当在设立后30个工作日内，向所在地县级市场监督管理部门备案。备案内容包括分支机构名称、地址、法定代表人或者负责人姓名等。

市场监督管理部门应当及时向社会公开相关备案信息。

第六条　网络餐饮服务第三方平台提供者应当建立并执行入网餐饮服务提供者审查登记、食品安全违法行为制止及报告、严重违法行为平台服务停止、食品安全事故处置等制度，并在网络平台上公开相关制度。

第七条　网络餐饮服务第三方平台提供者应当设置专门的食品安全管理机构，配备专职食品安全管理人员，每年对食品安全管理人员进行培训和考核。培训和考核记录保存期限不得少于2年。经考核不具备食品安全管理能力的，不得上岗。

第八条 网络餐饮服务第三方平台提供者应当对入网餐饮服务提供者的食品经营许可证进行审查，登记入网餐饮服务提供者的名称、地址、法定代表人或者负责人及联系方式等信息，保证入网餐饮服务提供者食品经营许可证载明的经营场所等许可信息真实。

网络餐饮服务第三方平台提供者应当与入网餐饮服务提供者签订食品安全协议，明确食品安全责任。

第九条 网络餐饮服务第三方平台提供者和入网餐饮服务提供者应当在餐饮服务经营活动主页面公示餐饮服务提供者的食品经营许可证。食品经营许可等信息发生变更的，应当及时更新。

第十条 网络餐饮服务第三方平台提供者和入网餐饮服务提供者应当在网上公示餐饮服务提供者的名称、地址、量化分级信息，公示的信息应当真实。

第十一条 入网餐饮服务提供者应当在网上公示菜品名称和主要原料名称，公示的信息应当真实。

第十二条 网络餐饮服务第三方平台提供者提供食品容器、餐具和包装材料的，所提供的食品容器、餐具和包装材料应当无毒、清洁。

鼓励网络餐饮服务第三方平台提供者提供可降解的食品容器、餐具和包装材料。

第十三条 网络餐饮服务第三方平台提供者和入网餐饮服务提供者应当加强对送餐人员的食品安全培训和管理。委托送餐单位送餐的，送餐单位应当加强对送餐人员的食品安全培训和管理。培训记录保存期限不得少于2年。

第十四条 送餐人员应当保持个人卫生，使用安全、无害的配送容器，保持容器清洁，并定期进行清洗消毒。送餐人员应当核对配送食品，保证配送过程食品不受污染。

第十五条 网络餐饮服务第三方平台提供者和自建网站餐饮服务提供者应当履行记录义务，如实记录网络订餐的订单信息，包括食品的名称、下单时间、送餐人员、送达时间以及收货地址，信息保存时间不得少于6个月。

第十六条 网络餐饮服务第三方平台提供者应当对入网餐饮服务提供者的经营行为进行抽查和监测。

网络餐饮服务第三方平台提供者发现入网餐饮服务提供者存在违法行为的，应当及时制止并立即报告入网餐饮服务提供者所在地县级市场监督管理部门；发现严重违法行为的，应当立即停止提供网络交易平台服务。

第十七条 网络餐饮服务第三方平台提供者应当建立投诉举报处理制度，公开投诉举报方式，对涉及消费者食品安全的投诉举报及时进行处理。

第十八条 入网餐饮服务提供者加工制作餐饮食品应当符合下列要求：

（一）制定并实施原料控制要求，选择资质合法、保证原料质量安全的供货商，或者从原料生产基地、超市采购原料，做好食品原料索证索票和进货查验记录，不得采购不符合食品安全标准的食品及原料；

（二）在加工过程中应当检查待加工的食品及原料，发现有腐败变质、油脂酸败、霉变生虫、污秽不洁、混有异物、掺假掺杂或者感官性状异常的，不得加工使用；

（三）定期维护食品贮存、加工、清洗消毒等设施、设备，定期清洗和校验保温、冷藏和冷冻等设施、设备，保证设施、设备运转正常；

（四）在自己的加工操作区内加工食品，不得将订单委托其他食品经营者加工制作；

（五）网络销售的餐饮食品应当与实体店销售的餐饮食品质量安全保持一致。

第十九条 入网餐饮服务提供者应当使用无毒、清洁的食品容器、餐具和包装材料，并对餐饮食品进行包装，避免送餐人员直接接触食品，确保送餐过程中食品不受污染。

第二十条 入网餐饮服务提供者配送有保鲜、保温、冷藏或者冷冻等特殊要求食品的，应当采取能保证食品安全的保存、配送措施。

第二十一条 国家市场监督管理总局组织监测发现网络餐饮服务第三方平台提供者和入网餐饮服务提供者存在违法行为的，通知有关省级市场监督管理部门依法组织查处。

第二十二条 县级以上地方市场监督管理部门接到网络餐饮服务第三方平台提供者报告入网餐饮服务提供者存在违法行为的，应当及时依法查处。

第二十三条 县级以上地方市场监督管理部门应当加强对网络餐饮服务食品安全的监督检查，发现网络餐饮服务第三方平台提供者和入网餐饮服务提供者存在违法行为的，依法进行查处。

第二十四条 县级以上地方市场监督管理部门对网络餐饮服务交易活动的技术监测记录资料，可以依法作为认定相关事实的依据。

第二十五条 县级以上地方市场监督管理部门对于消费者投诉举报反映的线索，应当及时进行核查，被投诉举报人涉嫌违法的，依法进行查处。

第二十六条 县级以上地方市场监督管理部门查处的入网餐饮服务提供者有严重违法行为的，应当通知网络餐饮服务第三方平台提供者，要求其立即停止对入网餐饮服务提供者提供网络交易平台服务。

第二十七条 违反本办法第四条规定，入网餐饮服务提供者不具备实体经营门店，未依法取得食品经营许可证的，由县级以上地方市场监督管理部门依照食品安全法第一百二十二条的规定处罚。

第二十八条　违反本办法第五条规定，网络餐饮服务第三方平台提供者以及分支机构或者自建网站餐饮服务提供者未履行相应备案义务的，由县级以上地方市场监督管理部门责令改正，给予警告；拒不改正的，处5000元以上3万元以下罚款。

第二十九条　违反本办法第六条规定，网络餐饮服务第三方平台提供者未按要求建立、执行并公开相关制度的，由县级以上地方市场监督管理部门责令改正，给予警告；拒不改正的，处5000元以上3万元以下罚款。

第三十条　违反本办法第七条规定，网络餐饮服务第三方平台提供者未设置专门的食品安全管理机构，配备专职食品安全管理人员，或者未按要求对食品安全管理人员进行培训、考核并保存记录的，由县级以上地方市场监督管理部门责令改正，给予警告；拒不改正的，处5000元以上3万元以下罚款。

第三十一条　违反本办法第八条第一款规定，网络餐饮服务第三方平台提供者未对入网餐饮服务提供者的食品经营许可证进行审查，未登记入网餐饮服务提供者的名称、地址、法定代表人或者负责人及联系方式等信息，或者入网餐饮服务提供者食品经营许可证载明的经营场所等许可信息不真实的，由县级以上地方市场监督管理部门依照食品安全法第一百三十一条的规定处罚。

违反本办法第八条第二款规定，网络餐饮服务第三方平台提供者未与入网餐饮服务提供者签订食品安全协议的，由县级以上地方市场监督管理部门责令改正，给予警告；拒不改正的，处5000元以上3万元以下罚款。

第三十二条　违反本办法第九条、第十条、第十一条规定，网络餐饮服务第三方平台提供者和入网餐饮服务提供者未按要求进行信息公示和更新的，由县级以上地方市场监督管理部门责令改正，给予警告；拒不改正的，处5000元以上3万元以下罚款。

第三十三条　违反本办法第十二条规定，网络餐饮服务第三方平台提供者提供的食品配送容器、餐具和包装材料不符合规定的，由县级以上地方市场监督管理部门按照食品安全法第一百三十二条的规定处罚。

第三十四条　违反本办法第十三条规定，网络餐饮服务第三方平台提供者和入网餐饮服务提供者未对送餐人员进行食品安全培训和管理，或者送餐单位未对送餐人员进行食品安全培训和管理，或者未按要求保存培训记录的，由县级以上地方市场监督管理部门责令改正，给予警告；拒不改正的，处5000元以上3万元以下罚款。

第三十五条　违反本办法第十四条规定，送餐人员未履行使用安全、无害的配送容器等义务的，由县级以上地方市场监督管理部门对送餐人员所在单位按照食品安全法第一百三十二条的规定处罚。

第三十六条　违反本办法第十五条规定，网络餐饮服务第三方平台提供者和自建网站餐饮服务提供者未按要求记录、保存网络订餐信息的，由县级以上地方市场监督管理部门责令改正，给予警告；拒不改正的，处5000元以上3万元以下罚款。

第三十七条　违反本办法第十六条第一款规定，网络餐饮服务第三方平台提供者未对入网餐饮服务提供者的经营行为进行抽查和监测的，由县级以上地方市场监督管理部门责令改正，给予警告；拒不改正的，处5000元以上3万元以下罚款。

违反本办法第十六条第二款规定，网络餐饮服务第三方平台提供者发现入网餐饮服务提供者存在违法行为，未及时制止并立即报告入网餐饮服务提供者所在地县级市场监督管理部门的，或者发现入网餐饮服务提供者存在严重违法行为，未立即停止提供网络交易平台服务的，由县级以上地方市场监督管理部门依照食品安全法第一百三十一条的规定处罚。

第三十八条　违反本办法第十七条规定，网络餐饮服务第三方平台提供者未按要求建立消费者投诉举报处理制度，公开投诉举报方式，或者未对涉及消费者食品安全的投诉举报及时进行处理的，由县级以上地方市场监督管理部门责令改正，给予警告；拒不改正的，处5000元以上3万元以下罚款。

第三十九条　违反本办法第十八条第（一）项规定，入网餐饮服务提供者未履行制定实施原料控制要求等义务的，由县级以上地方市场监督管理部门依照食品安全法第一百二十六条第一款的规定处罚。

违反本办法第十八条第（二）项规定，入网餐饮服务提供者使用腐败变质、油脂酸败、霉变生虫、污秽不洁、混有异物、掺假掺杂或者感官性状异常等原料加工食品的，由县级以上地方市场监督管理部门依照食品安全法第一百二十四条第一款的规定处罚。

违反本办法第十八条第（三）项规定，入网餐饮服务提供者未定期维护食品贮存、加工、清洗消毒等设施、设备，或者未定期清洗和校验保温、冷藏和冷冻等设施、设备的，由县级以上地方市场监督管理部门依照食品安全法第一百二十六条第一款的规定处罚。

违反本办法第十八条第（四）项、第（五）项规定，入网餐饮服务提供者将订单委托其他食品经营者加工制作，或者网络销售的餐饮食品未与实体店销售的餐饮食品质量安全保持一致的，由县级以上地方市场监督管理部门责令改正，给予警告；拒不改正的，处5000元以上3万元以下罚款。

第四十条　违反本办法第十九条规定，入网餐饮服务提供者未履行相应的包装义务的，由县级以上地方市场监督管理部门责令改正，给予警告；拒不改正的，处5000元以上3万元以下罚款。

第四十一条　违反本办法第二十条规定，入网餐饮服务提供者配送有保鲜、保温、冷藏或者冷冻等特殊要求食品，未采取能保证食品安全的保存、配送措施的，由县级以上地方市场监督管理部门依照食品安全法第一百三十二条的规定处罚。

第四十二条　县级以上地方市场监督管理部门应当自对网络餐饮服务第三方平台提供者和入网餐饮服务提供者违法行为作出处罚决定之日起20个工作日内在网上公开行政处罚决定书。

第四十三条　省、自治区、直辖市的地方性法规和政府规章对小餐饮网络经营作出规定的，按照其规定执行。

本办法对网络餐饮服务食品安全违法行为的查处未作规定的，按照《网络食品安全违法行为查处办法》执行。

第四十四条　网络餐饮服务第三方平台提供者和入网餐饮服务提供者违反食品安全法规定，构成犯罪的，依法追究刑事责任。

第四十五条　餐饮服务连锁公司总部建立网站为其门店提供网络交易服务的，参照本办法关于网络餐饮服务第三方平台提供者的规定执行。

第四十六条　本办法自2018年1月1日起施行。

案例

2016年8月起，胡某某在担任拉扎斯网络科技（上海）有限公司（“饿了么”）区域经理期间，为完成公司的绩效考核、发展更多的餐厅加入平台，将多家不符合规定、证照不齐备的餐厅信息发送给邹某开设的淘宝网店，邹某根据其要求，为23家不符合规定的餐厅伪造餐饮许可证、食品经营许可证、工商营业执照共计43张。“饿了么”公司在掌握了胡某某伪造证照的情况下，向公安机关报案。处罚情况：上海市普陀区人民法院根据《中华人民共和国刑法》规定，判决胡某某犯伪造国家机关证件罪，判处有期徒刑3年6个月，并处罚金人民币5000元；邹某犯伪造国家机关证件罪，判处有期徒刑3年3个月，并处罚金人民币3000元。

2015年8月，多名消费者举报在食用本市某龙虾盖浇饭餐厅供应的食品后，出现腹痛、腹泻、呕吐等不适症状。区市场监管部门接报后立即对该餐厅进行封存，并对事件开展调查。该餐厅厨房面积23m^2，餐位38个，因经营场所面积较小，其供餐形式以网络订餐外卖、打包外带为主，事件发生前平均每天售出龙虾盖浇饭约1500余份，属于典型的超负荷加工，加工现场存在食品加工操作不规范、环境卫生差、从业人员无健康证上岗等问题。经检测，在部分病人的肛拭中检出致病菌。根据对调查情况的综合分析，认定该起事件是因该餐厅在网络订餐平台大量接单，超负荷加工、不规范操作引起的食物中毒事件。处罚情况：区市场监管部门根据《中华人民共和国食品安全法》《上海市食品安全条例》，对该公司上述违法行为处以吊销《餐饮服务许可证》，没收违法所得并罚款15.7万元的行政处罚。

案例点评

伪造餐饮许可证、餐饮经营许可证、工商营业执照等，属于伪造国家机关证件，是严重的违法行为。同时，在经营的过程中，由于没有许可证的约束，往往会超范围经营，也无法对不合格产品进行溯源追究，容易造成食品安全事故，应依法追究。

如今网络销售，外卖十分流行，给许多小企业和个体商贩增加了收入，但也带来一些不良后果，如超负荷工作，操作不规范，工作环境卫生不达标，随意招聘使用无健康证工作人员等。通过这些不规范行为，给食品安全留下隐患，继而发生食物中毒事故。因此，企业不论规模大小，经营范围应量力而行，严格规范操作，方能保证消费者的食品安全。

思考题

1. 外卖包装及配送要求有哪些？
2. 《餐饮服务食品安全操作规范》对餐饮外卖做了哪些规定？

第7章 餐饮业扫尾卫生清除操作规范

学习目标

本章重点学习餐饮服务场所扫尾卫生清除的食品安全的要求，了解不同区间、不同岗位的扫尾卫生清除具体操作要求，掌握食品安全保障措施，进一步规范操作行为，从而控制其危害发生。

学习目的

了解和掌握餐饮服务场所扫尾卫生清除引起的食品危害，加强对食品安全的认识，规范扫尾卫生清除过程中操作行为，控制食品危害，保障人民的生命安全。

学习重点

1. 餐饮服务场所扫尾卫生清除环节食品安全要求；
2. 餐饮服务场所扫尾卫生清除环节食品安全操作规范。

第一节　餐饮业餐饮具清洗、消毒环节操作规范

一、餐用具清洗消毒保洁要求

（1）餐用具使用后应及时洗净，定位存放，保持清洁。消毒后的餐用具应储存在专用保洁设施内备用，保洁设施应有明显标识，其结构应密闭并易于清洁。

（2）餐用具保洁设施应定期清洗，保持洁净。

（3）接触直接入口食品的餐用具宜按照《推荐的餐用具清洗消毒方法》的规定洗净并消毒。

（4）餐用具宜用热力方法进行消毒，因材质、大小等原因无法采用的除外。

（5）应定期检查消毒设备、设施是否处于良好状态。采用化学消毒的，应定时测量有效消毒浓度。清洗消毒设备设施的大小和数量应能满足需要。采用自动清洗消毒设备的，设备上应有温度显示和清洗消毒剂自动添加装置。

（6）消毒后的餐饮具应符合《GB14934—2016食品安全国家标准　消毒餐（饮）具》规定。

（7）不得重复使用一次性餐用具。

（8）已消毒和未消毒的餐用具应分开存放，保洁设施内不得存放其他物品。

（9）盛放调味料的器皿应定期清洗消毒。

（10）餐用具清洗消毒水池应专用，与食品原料、清洁用具及接触非直接入口食品的工具、容器清洗水池分开。水池应使用不锈钢或陶瓷等不透水材料、不易积垢并易于清洗。采用化学消毒的，至少设有3个专用水池。各类水池应以明显标识标明其用途。

二、餐饮具清洗方法

（1）采用手工方法清洗的应按以下步骤进行

① 刮掉粘在餐饮具表面上的大部分食物残渣、污垢。

② 用含洗涤剂溶液洗净餐饮具表面。

③ 最后用清水冲去残留的洗涤剂。

（2）洗碗机清洗按设备使用说明进行。餐具表面食物残渣、污垢较多的，应用手工方法先刮去大部分后，再进入洗碗机清洗。

三、餐饮具消毒方法

（1）物理消毒　包括蒸汽、煮沸、红外线等热力消毒方法。

① 煮沸、蒸汽消毒保持100℃10min以上。

② 红外线消毒一般控制温度120℃保持10min以上。

③ 洗碗机消毒一般水温控制85℃，冲洗消毒40s以上。

（2）化学消毒　主要为各种含氯消毒药物。

① 使用浓度应含有效氯250mg/L以上，餐饮具全部浸泡入液体中，作用5min以上。

② 化学消毒后的餐饮具应用净水冲去表面的残留消毒剂。

四、保洁方法

（1）消毒后的餐饮具要自然滤干或烘干，不应使用手巾、餐巾擦干，以避免受到再次污染。

（2）消毒后的餐饮具应及时放入餐具保洁柜内。

知识拓展

关于加强餐饮具集中消毒单位监督管理的通知

卫监督发〔2010〕25号

各省、自治区、直辖市及新疆生产建设兵团卫生厅（局），工商局，食品药品监管局：

为规范餐饮具集中消毒单位生产经营活动，切实加强餐饮具卫生安全的监督管理工作，保障人民群众身体健康，根据《食品安全法》及其实施条例和《消毒管理办法》等法律法规的规定，现就有关要求通知如下：

一、进一步明确餐饮具集中消毒单位的监管职责

餐饮具集中消毒单位是指具有消毒服务的条件和能力，能够为餐饮服务者提供餐饮具集中消毒服务的机构或单位。餐饮具集中消毒单位应当符合《消毒服务机构卫生规

范》的要求，餐饮具消毒过程及消毒后餐饮具应符合相关法律法规、标准和规范的规定。卫生行政部门负责对餐饮具集中消毒单位实施日常卫生监督管理，对餐饮具集中消毒单位的餐饮具进行卫生监督抽检，依法查处不符合卫生规范的行为；食品药品监管部门负责餐饮服务单位使用集中消毒餐饮具的索证管理，并加强对餐饮服务单位餐饮具的监督检查，查处违法行为；工商行政管理部门依照工商行政管理法律法规，核发营业执照，将已掌握的餐饮具集中消毒单位的登记情况，定期通报同级卫生行政部门。

二、切实加强餐饮具集中消毒服务单位的监督管理

地方各级卫生行政部门要依据《消毒管理办法》《消毒服务机构卫生规范》和《食（饮）具消毒卫生标准》等规定，加强餐饮具集中消毒单位的日常监督管理，重点监督消毒单位的选址、布局、消毒工艺流程、使用的消毒产品等，以及消毒餐饮具的产品包装和标签内容，并对集中消毒餐饮具进行监督抽检。监督检查发现餐饮具集中消毒单位不符合《消毒服务机构卫生规范》等卫生要求，或集中消毒的餐饮具检测不合格的，应当依法查处，并将监督检查结果通报当地食品药品监管部门；地方各级工商行政管理部门要将餐饮具集中消毒单位工商营业执照发放情况及时通报同级卫生行政部门。

三、加强餐饮服务单位餐饮具卫生安全监督管理

各地食品药品监管部门要依据《食品安全法》及其实施条例和相关法规的规定，监督餐饮服务单位对购入使用的消毒餐饮具建立索证制度，索取餐饮具集中消毒单位的营业执照和消毒合格证明，加强对餐饮服务单位餐饮具消毒情况的监督检查，依法查处使用不符合标准餐饮具的违法行为。根据卫生行政部门通报的集中消毒餐饮具监督检查情况，及时采取相应措施。对具有工商营业执照的餐饮具集中消毒单位经营不合格餐饮具的，食品药品监管部门要及时通报同级卫生行政部门。

四、加强协调配合和信息沟通

地方各级卫生行政、食品药品监管和工商行政管理部门要建立协调配合机制，及时通报日常卫生监督管理、查处违法行为、核发营业执照等信息，形成监督管理合力，消除监管空白，切实加强餐饮具消毒工作的监督管理力度。对协调配合不力、不通报监管信息而造成食品安全事故的，要依照相关法律法规的规定，依法追究有关监管部门和监管人员的责任。

五、完善餐饮具集中消毒单位监管的工作制度

各部门要严格按照《食品安全法》及其实施条例和《消毒管理办法》等法律法规的规定，根据当地餐饮具集中消毒单位的实际情况，进一步完善餐饮具集中消毒单位监督管理工作制度，采取有力措施，完善部门间协调配合的工作机制、落实责任，提高监管

能力和依法行政水平。要加强对餐饮具集中消毒单位及餐饮服务单位的相关法律法规的宣传和培训，强化餐饮服务单位食品安全第一责任人的责任意识，履行食品安全义务，切实履行社会责任。

本通知执行中的问题，请及时函告上级主管部门。

北京市餐饮具清洗消毒企业食品安全监督管理办法（试行）

第一条　为规范餐饮具清洗消毒企业的食品安全管理，根据《北京市食品安全条例》《北京市餐饮服务许可管理办法》等的规定，制定本办法。

第二条　本办法适用于本市行政区域内餐饮具清洗消毒企业的食品安全监督管理活动。

本办法所称的餐饮具清洗消毒是指具有固定的餐饮具清洗消毒专用场所的企业为使用单位提供经统一回收和集中清洗、消毒、包装及配送的餐饮具的活动。

第三条　市卫生行政部门主管本市餐饮具清洗消毒企业食品安全监督管理工作，负责指导和检查区、县卫生行政部门餐饮具清洗消毒企业食品安全监督管理工作。

区、县卫生行政部门负责行政区域内餐饮具清洗消毒服务的行政许可和食品安全日常监督检查工作。

第四条　餐饮具清洗消毒企业应当保证其清洗消毒后餐饮具符合食品安全标准。

第五条　本市对餐饮具清洗消毒企业实行危害分析和关键控制点管理，按照风险等级确定监督频次。

第六条　从事餐饮具清洗消毒活动的，应当按照本市有关规定办理餐饮服务许可证。

第七条　餐饮具清洗消毒企业应当具备以下基本条件：

（一）场址应当设在居住区以外，选择地势干燥、远离污染源、有给排水和电力供应条件的区域；

（二）生产厂房应当独立专用、布局合理，其高度能够满足工艺和卫生要求，并按照清洗消毒流程独立设置餐饮具回收和粗洗间、清洗消毒间、包装间、成品间和包材库、原材料库、更衣室；

（三）生产车间面积应满足餐饮具消毒的需要和卫生要求，清洗消毒间、包装间总使用面积不应小于300m^2；

（四）生产车间地面、墙壁、天花板、门窗、通道以及通风、采光等设备设施符合卫生要求，具有适应生产需要的排水系统、防止污染的设备设施；

（五）用水符合生活饮用水的卫生标准；

（六）从业人员应取得有效健康证明和食品安全培训合格证明；

（七）具有废弃物暂存设施；

（八）设立与生产能力相适应的检验室，并配备专人从事检验工作；

（九）使用的消毒设备、消毒剂具有卫生许可批件或相关证明文件；

（十）建立健全以下食品安全管理制度：

1. 从业人员健康管理制度和培训管理制度。

2. 专职食品安全管理人员岗位职责制度。

3. 清洗消毒场所环境及设施设备食品安全管理制度。

4. 关键环节管理制度及操作规程，包括采购、清洗消毒、温度控制、包装、储存、运输等。

5. 食品相关产品采购索证索票，进货查验、台账记录制度和使用管理制度。

6. 产品检验合格出厂制度。

7. 问题产品召回和处理方案。

第八条　从事餐饮具清洗消毒的，应符合以下要求：

（一）在餐饮服务许可证载明的经营场所进行餐饮具清洗消毒等经营活动。

（二）建立台账，按照以下规定如实记录采购、生产、加工、包装、贮存、运输、销售等生产经营过程信息：

1. 销售餐饮具的规格、种类、数量、消毒日期、销售日期以及销售对象的名称、地址、联系人、联系电话等内容。

2. 食品相关产品的名称、产地、生产者、供货商、货主、进货日期、数量、销售去向等信息。

（三）向餐饮企业提供清洗消毒的餐饮具时，同时提供餐饮服务许可证的复印件、餐饮具的批次检测合格证明。

（四）餐饮具清洗消毒、包装、存放均应在室内进行。

（五）清洗消毒过程符合卫生要求。

（六）使用的洗涤剂、消毒剂符合卫生要求。

（七）使用清洁、专用密闭车辆运送餐饮具。

（八）实行批次自检和季度送检，并留存相关检验报告二年。

（九）配备符合相关规定的检验人员。

第九条　申请餐饮具清洗消毒餐饮服务许可的，应当提交以下材料：

（一）《餐饮服务许可证》申请书。

（二）名称预先核准证明（已从事其他经营的可提供营业执照复印件、相关资质证明复印件）。

（三）经营场所合法使用的有关证明。

（四）经营场所和设备布局、加工流程、卫生设施等示意图。

（五）法定代表人（负责人或者业主）的身份证明（复印件）。

（六）检验人员资质证明。

（七）确保餐饮服务食品安全的规章制度。

（八）消毒设备、消毒剂的卫生许可批件或相关证明。

（九）使用市政供水的，提供相应说明；使用非市政供水的，提交1年内符合生活饮用水卫生标准的常规指标水质检测报告。

委托他人代为申请的，应当提交《授权委托书》及受委托人身份证复印件。

第十条　餐饮具清洗消毒企业的生产经营记录、食品相关许可证件、货主身份

信息以及其他与食品安全有关的证明文件的复印件的保存期限不得少于二年。

第十一条　餐饮具清洗消毒企业从业人员应当按照有关规定，遵守本企业食品安全管理制度，进行健康检查，接受食品安全知识和操作技能的培训考核。

第十二条　本市鼓励成立餐饮具清洗消毒行业协会，承担行业自律、指导规范和督促餐饮具清洗消毒企业依法从事生产经营活动等社会责任。

鼓励行业协会积极参与制定、修订相关标准，向卫生等食品安全监督管理部门提出意见和建议。

第十三条　餐饮具清洗消毒企业不得提供不符合食品安全要求的或者虚假的证明文件，不得采购、使用、销售、储存、运输来源不明的食品相关产品。

第十四条　餐饮具清洗消毒企业生产经营过程不符合食品安全要求，依照《北京市食品安全条例》的规定予以行政处罚。

第十五条　本办法自2013年4月1日施行。

本办法施行前，已经取得营业执照依法从事餐饮具清洗消毒的企业应当自本办法施行之日起九十日内到所在地区县卫生行政部门办理餐饮服务许可证。

餐饮服务从业人员洗手消毒指南

1. 手部清洗方法

1.1 在流动水下淋湿双手。

1.2 取适量洗手液（或肥皂），均匀涂抹至整个手掌、手背、手指和指缝。

1.3 认真揉搓双手至少20s，注意清洗双手所有皮肤，包括指背、指尖和指缝。工作衣为长袖的应洗到腕部，工作衣为短袖的应洗到肘部。具体揉搓步骤为（步骤不分先后）：

（a）掌心相对，手指并拢相互揉搓。

（b）手心对手背沿指缝相互揉搓，交换进行。

（c）掌心相对，双手交叉沿指缝相互揉搓。

（d）弯曲手指，使指关节在另一手掌心旋转揉搓，交换进行。

（e）一手握住另一手大拇指旋转揉搓，交换进行。

（f）将五个手指尖并拢放在另一手掌心旋转揉搓，交换进行。

1.4 在流动水下彻底冲净双手。

1.5 关闭水龙头（手动式水龙头应用肘部或以清洁纸巾包裹水龙头将其关闭）。

1.6 用一次性清洁纸巾擦干或干手机吹干双手。

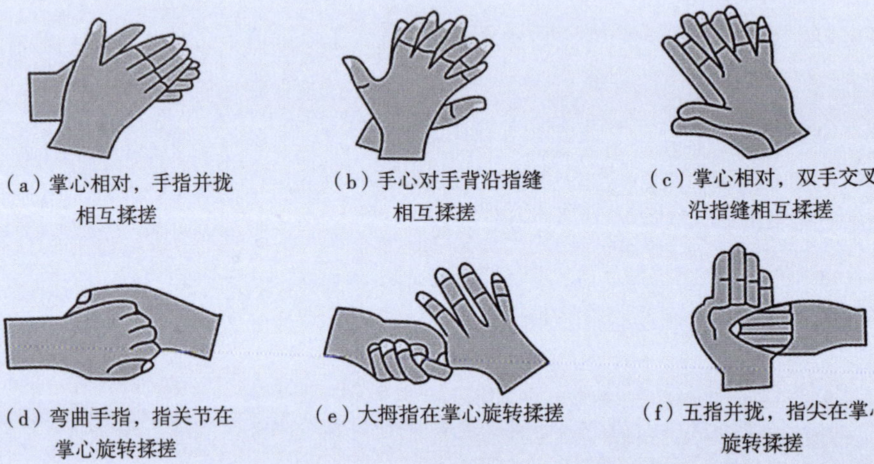

（a）掌心相对，手指并拢相互揉搓

（b）手心对手背沿指缝相互揉搓

（c）掌心相对，双手交叉沿指缝相互揉搓

（d）弯曲手指，指关节在掌心旋转揉搓

（e）大拇指在掌心旋转揉搓

（f）五指并拢，指尖在掌心旋转揉搓

图7-1　标准洗手方法

2. 手部消毒方法

洗净手部后，采用以下方法之一消毒手部：

2.1 取适量的免洗手消毒剂于掌心，按照本附录1.3的方法充分揉搓双手20～30s，保证手消毒剂完全覆盖双手皮肤，直至干燥。

2.2 将洗净后的双手在消毒液中浸泡20～30s。

案例

群体性食物中毒

某日深夜，某市医疗救护中心的值班室，要救护车的电话铃声接连不断。救护中心经过两个多小时奔波，在全市十多个区、县共转送病人300多人。这些患者都有上吐下泻的症状。经医生检查，属食物中毒。经询问，得知这些患者均在该市××饭店酒席上用过晚餐。原来这天晚上，董某等人在该市××饭店举行婚礼，共举办了100多桌酒席，邀请700多名嘉宾好友前来入宴。谁知到了深夜，一个个入宴者都腹泻、呕吐。经食品卫生监督部门对采集的300多件样品进行检验，有200多件被检出副溶性弧菌，广泛存在于海产食品中，如海鱼、海虾、海蜇等。人们吃了含有大量副溶性弧菌感染的食品后，在3～29h内就会发病，先有阵发性腹痛，然后迅速出现腹泻、呕吐，造成脱水，严重者可导致休克甚至死亡。对当晚在××饭店用餐的700 多人进行重点抽样调查，证实副溶性弧菌是造成这次食物中毒事件的罪魁祸首。经检查还发现，该饭店不重视食品卫生，特别是餐具、盛器消毒不严，熟食放置时间太长，菜肴也未烧熟煮透，以致造成食品中产生大量副溶性弧菌。

案例点评

餐具是餐饮企业不可缺少的设施设备，餐具是直接用来盛装食物的，餐具卫生的好坏，直接影响到食物，这种交叉污染到处都存在。有的企业不注重餐具卫生，洗刷、消毒不严，随意摆放，使用过程不规范，极易造成对食物的污染。因此，餐饮企业应有专门的洗刷、消毒设备，保证餐具卫生安全。

思考题

1. 餐饮具清洗消毒保洁要求有哪些？
2. 餐饮具清洗方法有哪些？标准洗手方法是什么？
3. 餐饮具消毒方法有哪些？标准的手消毒方法是什么？
4. 餐饮具清洗消毒企业应当具备哪些基本条件？

第二节　餐饮业废弃物处置操作规范

城市餐饮业的泔脚垃圾产生量巨大，是城市生活垃圾的主要组成部分之一，其回收处置是当前国内城市生活垃圾管理的重要课题。上海曾对200多家餐饮单位进行实地调研工作，结果表明：① 泔脚垃圾的源头申报方面不报和漏报的现象较为明显，大量小型餐饮单位的垃圾申报意识亟待加强；② 泔脚垃圾管理收费以象征性议价为主，约50%餐饮单位将泔脚垃圾作为普通生活垃圾处理，以规避相关费用；③ 75%餐饮单位以委托环卫附属部门处置泔脚垃圾为主，社会化程度较低。

餐饮业废弃物（图7-2）主要有以下几类。

图7-2　厨余垃圾

（1）食品原料初加工时产生的垃圾　主要是蔬菜的黄叶、残叶、废弃的根须、梗茎、动物的毛皮、内脏等垃圾物，这类垃圾一般无毒无害，按生活垃圾入桶加盖。

（2）泔水类垃圾　主要是顾客食用残余的食物，包括食物残渣、饭、菜、汤水、锅底等，餐饮单位不得回收顾客食用过的食物再加工处理，重新返回餐桌。

（3）废弃油脂类垃圾　主要是废弃的厨房煎炸油、烧烤动物时产生的废油等，这类垃圾禁止直接倾倒入下水沟，应使用专用容器存放。

（4）前台各种垃圾　主要有场所打扫卫生的堆积垃圾等。

（5）废弃的留样食物　留样48h后，在监督员监督下进行废除，并做记录。

一、餐饮业废弃物处置要求

（1）安排专人负责本店餐厨废弃物的处置、收运、台账管理工作。

（2）建立厨房废弃物管理台账记录，将餐厨废弃物分类放置，做到日产日清。

（3）严禁乱倒乱堆餐厨废弃物，禁止将餐厨废弃物直接排入公共水域或倒入公共厕所和生活垃圾收集设施。

（4）餐厨废弃物应当实行密闭化运输，运输设备和容器应当具有餐厨废弃物标识，整洁完好，运输中不得泄漏、撒落。

（5）禁止将餐厨废弃物交给未经相关部门许可或备案的餐厨废弃物收运、处置单位或个人处理。

（6）不得用未经无害化处理的餐厨废弃物喂养畜禽。

（7）建立餐厨废弃物产生、收运、处置台账，详细记录餐厨废弃物的种类、数量、去向、用途等情况，并定期向食品药品监督管理及环保部门报告。

（8）发现餐饮服务环节违法违规处置餐厨废弃物的，应第一时间向当地食品药品监督管理部门或环保部门举报。

（9）企业负责人应实时监测单位餐厨废弃物的处置管理，并对处置行为负责。

（10）食品处理区内可能产生废弃物或垃圾的场所均应设有废弃物容器。废弃物容器应与加工用容器有明显的区分标识。

（11）废弃物容器应配有盖子，以坚固及不透水的材料制造，能防止污染食品、食品接触面、水源及地面，防止有害动物的侵入，防止不良气味或污水的溢出，内壁应光滑以便于清洗。专间内的废弃物容器盖子应为非手动开启式。

（12）废弃物应及时清除，清除后的容器应及时清洗，必要时进行消毒。

（13）在加工经营场所外适当地点宜设置结构密闭的废弃物临时集中存放设施。废弃物应按相关规定处置。

二、餐饮业废弃物处置操作规范

（1）餐饮业所有残菜剩饭和菜叶等废弃物全部分类处理。

（2）禁止任何员工私自将残菜剩饭带出食堂。

（3）残菜剩饭由各负责人负责集中，由承包人运出。

（4）禁止承包人将残菜剩饭用来加工“潲水油”等违法行为，一经发现，终止供应，并报主管部门查处。

（5）垃圾按时集中到垃圾池，禁止堆放在食堂或厨房内，禁止随意乱倒。

（6）禁止使用剩饭剩菜。

知识拓展

国务院办公厅关于加强地沟油整治和餐厨废弃物管理的意见

国办发〔2010〕36号

各省、自治区、直辖市人民政府，国务院各部委、各直属机构：

按照国务院的统一部署，各地区、各有关部门正在深入开展食品安全整顿工作，并取得阶段性成效。但食品安全领域仍存在一些突出问题。一些地方出现用餐厨废弃物提炼的所谓“地沟油”，经非法渠道回流到餐桌，带来严重食品安全隐患，群众对此反映强烈，引起社会广泛关注。为有效解决“地沟油”回流餐桌问题，切实保障食品安全和人民群众身体健康，经国务院同意，现就加强“地沟油”整治和餐厨废弃物管理提出以下意见：

一、开展“地沟油”专项整治

（一）严厉打击非法生产销售“地沟油”行为。各地区、各有关部门要将“地沟油”整治作为食品安全整顿的重要内容，以城乡接合部和城市近郊区为重点，仔细排查和清理非法生产“地沟油”的黑窝点，摸清“地沟油”原料来源和销售渠道，对发现的问题追查到底，对黑窝点一律取缔，严厉打击有关违法犯罪行为。要以集贸市场、批发市场等场所为重点，严肃查处经营假冒伪劣和来源不明食用油的行为。

（二）严防“地沟油”流入食品生产经营单位。以城市（镇）、矿区、旅游景区等餐饮业集中地为重点地区，以食品生产小作坊、小餐馆、餐饮摊点、火锅店和学校食堂、企事业单位食堂、工地食堂等集体食堂为主要对象，加强对食用油购货记录和票证检查，依法查处从非法渠道购进食用油和使用“地沟油”加工食品的行为。对使用“地沟油”的食品生产经营单位依法责令停产停业整顿，直至吊销许可证；涉嫌犯罪的依法移送司法机关，追究刑事责任。

二、加强餐厨废弃物管理

（一）规范餐厨废弃物处置。各地要制定和完善餐厨废弃物管理办法，要求餐厨废弃物产生单位建立餐厨废弃物处置管理制度，将餐厨废弃物分类放置，做到日产日清；以集体食堂和大中型餐饮单位为重点，推行安装油水隔离池、油水分离器等设施；严禁乱倒乱堆餐厨废弃物，禁止将餐厨废弃物直接排入公共水域或倒入公共厕所和生活垃圾收集设施；禁止将餐厨废弃物交给未经相关部门许可或备案的餐厨废弃物收运、处置单位或个人处理。不得用未经无害化处理的餐厨废弃物喂养畜禽。

（二）加强餐厨废弃物收运管理。餐厨废弃物收运单位应当具备相应资格并获得相关许可或备案。餐厨废弃物应当实行密闭化运输，运输设备和容器应当具有餐厨废弃物标识，整洁完好，运输中不得泄漏、洒落。

（三）建立餐厨废弃物管理台账制度。餐厨废弃物产生、收运、处置单位要建立台账，详细记录餐厨废弃物的种类、数量、去向、用途等情况，定期向监管部门报告。各地要创造条件建立餐厨废弃物产生、收运、处置通用的信息平台，对餐厨废弃物管理各环节进行有效监控。

（四）严肃查处有关违法违规行为。加大查处和收缴非法收运餐厨废弃物运输工具的力度，严厉打击非法收运餐厨废弃物的行为；对违法销售或处置餐厨废弃物的餐饮服务单位要依法予以处罚；对机关和企事业单位、学校、医院等内部集体食堂（餐厅）不按照规定处置餐厨废弃物的，除进行处罚外，还要追究食堂（餐厅）所属单位负责人的责任。

三、推进餐厨废弃物资源化利用和无害化处理

要通过开展试点，探索适宜的餐厨废弃物资源化利用和无害化处理技术工艺路线及管理模式，提高餐厨废弃物资源化利用和无害化处理水平。发展改革委、住房城乡建设部、财政部要会同工业和信息化部、环境保护部、农业部、商务部等部门尽快确定餐厨废弃物资源化利用和无害化处理试点城市，制定试点管理办法，对试点工作及早作出安排；要加强对试点城市的指导，及时总结试点经验，在全国示范推广。要研究完善相关政策和措施，支持餐厨废弃物资源化利用和无害化处理项目建设，积极扶持相关企业发展，引导社会力量参与餐厨废弃物资源化利用和无害化处理。做好技术研发、资源化产品安全性评估等工作，加快建立相应的政策、法规、标准和监管体系，促进餐厨废弃物资源化利用和无害化处理产业发展。各试点城市要高度重视，加强领导，制定切实可行办法，完善相关配套政策措施，认真做好试点工作。其他地区也应结合本地实际，借鉴相关经验，积极推进餐厨废弃物资源化利用和无害化处理工作。

四、明确分工、落实责任

（一）强化食品生产经营单位的主体责任。食品生产经营单位要强化食品安全责任主体意识，坚持诚信守法经营，切实履行社会责任。要严格执行生产卫生标准和操作规范，建立健全并严格落实进货查验、索证索票和全程追溯制度，加强对食品原料的检验检测，发现问题立即处理并向监管部门报告。

（二）建立市（县）长负责制。城市是餐厨废弃物的主要产生地，城市周边是餐厨废弃物收运和“地沟油”提炼的主要集散地。加强餐厨废弃物管理是城市综合管理和公共服务的重要组成部分。各地区特别是各城市要建立“地沟油”整治和餐厨废弃物管理工作市（县）长负责制，加强统一领导和组织协调，结合实际进一步制定具体整治方

案，明确工作目标和任务分工，及时研究、协调解决工作中遇到的问题和困难，统筹抓好各项措施落实。各省（区、市）人民政府要加强对本地区“地沟油”整治和餐厨废弃物管理工作的督促指导。

（三）落实部门监管责任。各有关部门要按照部门职责和食品安全整顿任务分工，认真安排和做好有关工作。商务部门要加强餐饮业行业管理，引导餐饮企业诚信经营。质检部门要加强对食品生产加工环节的监管，严厉打击食品生产单位使用“地沟油”加工食品的违法行为。工商部门要加强对流通环节经营食用油的监督，严厉打击经营“地沟油”和非正规来源食用油的行为。食品药品监管部门要加强对餐饮服务单位的监管，监督餐饮服务单位建立并执行食品原料采购查验和索证索票制度，严厉打击购买、使用“地沟油”和非正规来源食用油的行为。卫生部门要会同有关部门加强对食用油的风险监测，完善相关检测方法。

（四）建立健全全程监管和执法联动机制。各地区、各有关部门要加强协调配合，建立健全监管信息交流和反馈机制、监管执法联动机制和监督检查机制，及时通报情况，形成联动打击合力，实现对“地沟油”和餐厨废弃物的全程监管，确保不留隐患和死角。

五、加强监督检查和宣传教育

（一）认真组织督导检查。各地区、各有关部门要对“地沟油”整治和餐厨废弃物管理工作目标任务完成情况，逐级开展督导检查。对工作扎实、效果显著的，要给予鼓励表扬。对问题突出且长期得不到解决的，要通报批评、督促整改，并追究有关负责人的责任。要将“地沟油”整治和餐厨废弃物管理内容，作为创建卫生城市、文明城市等评选活动的重要指标。2010年9月至10月，国务院食品安全委员会将结合督导检查食品安全整顿工作，对各地开展“地沟油”整治情况进行督导检查。

（二）充分发挥社会和舆论监督作用。各地要建立有奖举报制度，支持鼓励群众积极参与“地沟油”整治和餐厨废弃物管理工作。要定期向社会公布在“地沟油”和餐厨废弃物管理方面出现问题的企业和单位，并纳入企业诚信记录。要支持新闻媒体及时报道有关工作措施、进展和成效，对违法使用“地沟油”的餐饮企业和非法制售窝点予以曝光。

（三）大力开展宣传教育活动。要采取多种形式，广泛开展宣传教育，大力普及食用油等方面的食品安全常识和相关法律知识，引导群众科学消费，提高群众的健康意识、食品安全意识和环保意识。强化企业诚信和行业自律教育，加强从业人员培训，提高食品生产经营单位的法律意识和食品安全意识，形成保障食品安全的良好社会环境。

案例

危险的食用油

2008年2月至2011年2月，被告人卞军以泔水油、烤鸡鸭油、煎炸油等餐厨废弃物为原料生产饲料油，后因饲料油销售不畅，遂将部分饲料油掺杂掺假、以次充好作为食用油向被告人单栋梁、袁寿林、浦玲勋等人销售。卞军生产并以食用油名义向袁寿林等人销售成品油共计376万余元，单栋梁明知卞军销售给其的是生产原料中含有毒有害物质、掺杂掺假的非食用油，仍以食用油的名义对外销售；袁寿林、浦玲勋明知该油生产原料中含有毒有害的非食品原料，仍将所购油作为食用油予以销售，分别销售28万元、4.2万元、4万元。案发后，卞军、单栋梁、浦玲勋分别于2011年9月17日、12月26日、2012年4月11日主动向公安机关投案自首，袁寿林于2012年3月13日被公安机关抓获归案。

黑心油事件

大统公司是台湾老字号食用油厂商，主打中低价位策略，在台湾市场占有率约10%。2013年10月16日，台湾发生了“大统长基”油品名称与内容不符以及造假事件，大统长基公司生产的食用油品约百种，违规品项已超过半数，截至19日，该公司生产的逾九成被查出是黑心油。台湾黑心油事件被爆之后，引发了一场食用油危机，台湾卫生福利事务主管部门对大统开出2820万台币的罚单，是台湾单一食品厂遭罚的最高纪录。大统黑心油事件在持续发酵中，多家使用大统油作为生产食用原料的食品大厂被卷入其中，而味全就是其中之一。味全在10月31日接受谈话时，并未主动说明使用了大统原油，蒙混躲避调查。此次受味全的影响，顶新出厂的21款油品全部下架，并被罚款300万元台币。台湾食品安全问题让人看不到了结的终点，柴米油盐酱醋茶，开门七件事，台湾有多少项已沦陷在“黑心商品”的乌云下？最令人痛心的是，这些违规的企业都不是山寨版或地下工厂，而是知名度响当当的市场大品牌。面对一再发生的食品安全事件，除重罚之外，台湾当局应完善食品的“生产履历”制度，即食品的生产来源“可追溯”，追踪食品在原料成分、生产、加工处理、流通、贩卖、日期等各阶段的资讯，并且标示在产品上。

案例点评

餐饮业的废弃物很多，有些不良商贩利用这些废弃物重复利用。地沟油就是其中的典型。许多大的企业，也加工生产地沟油，对人体健康造成极大危害，社会影响恶劣。地沟油的产生，是由于一些企业贪图利润，餐饮企业贪图便宜。目前我国在这方面已经加大了打击力度，一旦发现食用地沟油，严肃处理。

思考题

1. 餐饮业废弃物主要有哪些？
2. 餐饮业废弃物处置有什么要求？
3. 餐饮业废弃物处置操作规范是什么？

附 录

以上附录皆来自《食品安全国家标准　餐饮服务通用卫生规范》（GB31654—2021）。

附录A　生食蔬菜、水果清洗消毒指南

需清洗消毒的生食蔬菜，水果，可按A.1～A.3的步骤操作。

A.1　清洗

A.1.1　使用自来水洗去蔬菜、水果表面的污物和杂质。

A.1.2　叶菜应将叶子分开清洗，以便洗去较为隐蔽的污物或杂质。

A.1.3　将清洗后的蔬菜、水果沥干。

A.2　消毒

A.2.1　选择含氯消毒剂、二氧化氯消毒剂或其他允许用于蔬菜、水果消毒的消毒剂。

A.2.2　严格按照消毒剂产品说明书的要求配制消毒液。

A.2.3　将清洗、沥干后的蔬菜、水果完全浸没在配制好的消毒液中。浸泡时间严格按照产品说明书要求。

A.2.4　定时测量消毒液中有效成分浓度，浓度低于要求时应更换。

A.3　浸泡或冲淋

A.3.1　用洁净饮用水浸泡消毒后的蔬菜、水果。浸泡操作可能影响质量的，可用洁净饮用水冲淋。通过浸泡或冲淋，减少蔬菜、水果表面的消毒剂残留。

A.3.2　将浸泡或冲淋后的蔬菜、水果沥干。

A.3.3　尽快使用或放入冷藏库，冰箱中备用。存放时应避免清洗消毒后的蔬菜、水果受到污染。

A.4　注意事项

A.4.1　去皮后直接食用的水果可不进行清洗、消毒。

A.4.2　接触蔬菜、水果的双手和水池、食品容器、工具、设备应事先进行清洗和消毒。

A.4.3　采用蔬菜、水果清洗机或消毒机的，按设备使用说明操作。

附录B　餐用具清洗消毒指南

B.1　清洗

B.1.1　采用手工方法清洗的，应按以下步骤进行：

a）去除餐用具表面的食物残渣；

b）用含洗涤剂的溶液洗净餐用具表面；

c）用自来水冲去餐用具表面残留的洗涤剂。

B.1.2　采用洗碗机清洗的，按设备使用说明操作。

B.2　消毒

B.2.1　物理消毒

B.2.1.1　采用蒸汽、煮沸消毒的，应在蒸汽或沸水中保持10min以上。

B.2.1.2　采用红外消毒柜的，应符合设备使用说明。一般应开启消毒柜10min以上。

B.2.1.3　采用热力高温消毒洗碗机的，应符合设备使用说明。

B.2.1.4　必要时，使用温度标签验证餐用具消毒温度。

B.2.2　化学消毒

B.2.2.1　选择各种含氯消毒剂、二氧化氯消毒剂或其他允许用于餐（饮）具、食品容器、工具和设备的消毒剂。

B.2.2.2　采用化学消毒的，应按以下步骤进行：

a）严格按照消毒剂产品说明书的要求配制消毒液；

b）将餐用具完全浸没在配制好的消毒液中，浸泡时间应符合产品说明书要求；

c）采用洁净的饮用水冲淋或沥干、烘干等有效方法，降低餐用具表面的消毒剂残留。

B.2.2.3　定时测量消毒液中有效成分浓度，浓度低于要求时应更换，

B.2.2.4　采用热力与化学结合消毒洗碗机的，应符合设备使用说明。

B.3　保洁

B.3.1　使用擦拭巾擦干的，擦拭巾应专用，并经清洗消毒方可使用，防止餐用具受到污染。

B.3.2　及时将消毒后的餐用具放入专用保洁设施或场所内。

附录C　餐饮服务常用消毒剂及化学消毒注意事项

C.1　常用消毒剂的适用范围

C.1.1　含氯消毒剂

包括漂白粉，次氯酸钙（漂粉精），次氯酸钠、二氯异氰尿酸钠（优氯净）、三氯异氰尿酸（强氯精）等，可用于一般物体表面，餐（饮）具、食品容器、工具和设备、蔬菜、水果、织物等的消毒。次氯酸钠消毒剂除上述用途外，还可用于室内空气、手、皮肤的消毒。含氯消毒剂使用时应现用现配。

C.1.2　二氧化氯消毒剂

可用于一般物体表面，餐（饮）具、食品容器、工具和设备、蔬菜、水果等的消毒以及生活饮用水的消毒处理。因氧化作用极强，使用时应避免接触油脂，防止加速油脂氧化。二氧化氯消毒剂使用时应现用现配。

C.1.3　过氧化物类消毒剂

主要为过氧化氢、过氧乙酸，适用于一般物体表面、食品容器、工具和设备［不包括餐（饮）具］、空气等的消毒。

C.1.4　季铵盐类消毒剂

适用于环境与物体表面（包括纤维与织物）、食品容器、工具和设备［不包括餐（饮）具］、手、皮肤等的消毒，不适用于蔬菜、水果的消毒。

C.1.5　乙醇消毒剂

浓度为70%～80%的乙醇可用于手和皮肤的涂抹消毒，也可用于物体表面消毒。

C.2　消毒液配制举例

以每片含有效氯0.25g的漂粉精片，配制1L的有效氯浓度为250mg/L的消毒液为例；

a）在专用容器中事先标好1L的刻度线；

b）在专用容器中加自来水至刻度线；

c）将1片漂粉精片碾碎后加入水中；

d）搅拌至漂粉精片充分溶解。

C.3　化学消毒注意事项

C.3.1　使用的消毒剂应符合食品安全标准和要求，按照规定的温度等条件贮存，处于保质期内。

C.3.2 按照消毒剂产品说明书配制消毒液。

C.3.3 固体消毒剂应充分溶解使用。

C.3.4 餐用具消毒前应先清洗干净，避免污垢影响消毒效果。

C.3.5 物体应完全浸没于消毒液中。浸泡时间应按消毒剂产品说明书。

C.3.6 使用时，定时测量消毒液中有效成分的浓度。有效成分浓度低于要求时，应立即更换消毒液。

参考文献

[1] 国家市场监管总局. 餐饮服务食品安全操作规范[M]. 北京：中国法制出版社，2018.

[2] 餐饮服务食品安全操作规范图解编委会. 餐饮服务食品安全操作规范图解[M]. 北京：中国医药科技出版社，2019.

[3] 吴晶，钱峰. 餐饮业标准与法规[M]. 北京：中国轻工业出版社，2013.

中等职业教育烹饪专业教材简介

中等职业学校中餐烹饪专业教材

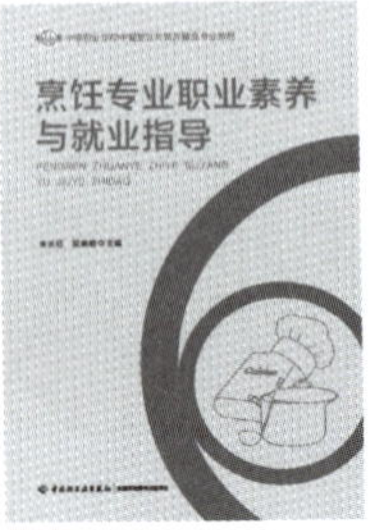

烹饪专业职业素养与就业指导
双色印刷
朱长征　段晓艳　主编
页　数：124页
定　价：20.00元
ISBN：9787518409815
更多精彩内容
教学资源：

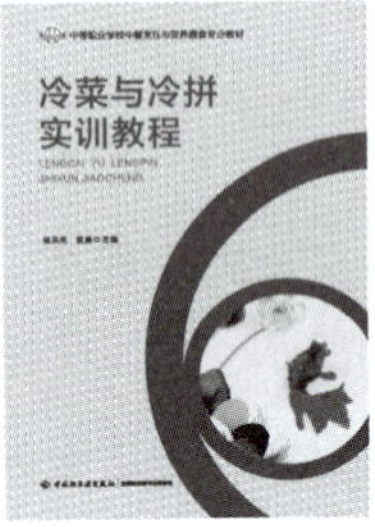

冷菜与冷拼实训教程
彩色印刷
杨宗亮　黄　勇　主编
页　数：164页
定　价：43.00元
ISBN：9787518418244
更多精彩内容

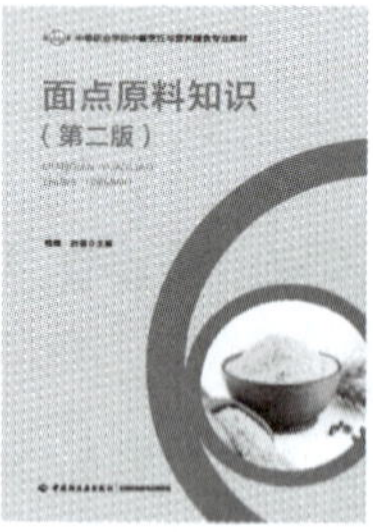

面点原料知识（第二版）
双色印刷
钱　峰　时　蓓　主编
页　数：208页
定　价：36.00元
ISBN：9787518419630
更多精彩内容
教学资源：

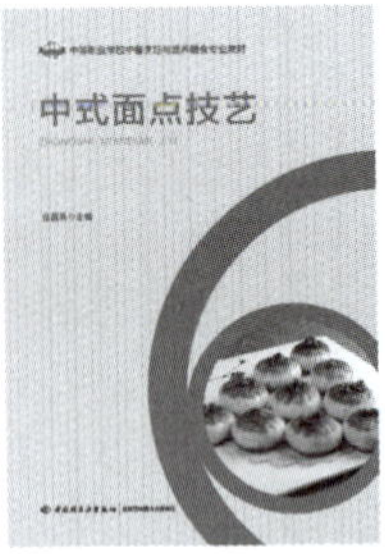

中式面点技艺
彩色印刷
任昌娟　主编
页　数：184页
定　价：42.00元
ISBN：9787518430987
更多精彩内容

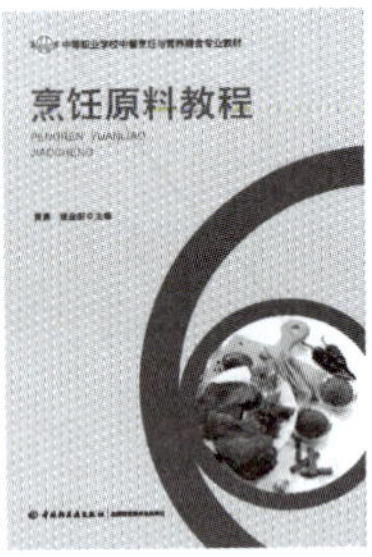

烹饪原料教程
双色印刷
黄　勇　盛金朋　主编
页　数：268页
定　价：43.00元
ISBN：9787518419364
更多精彩内容
教学资源：

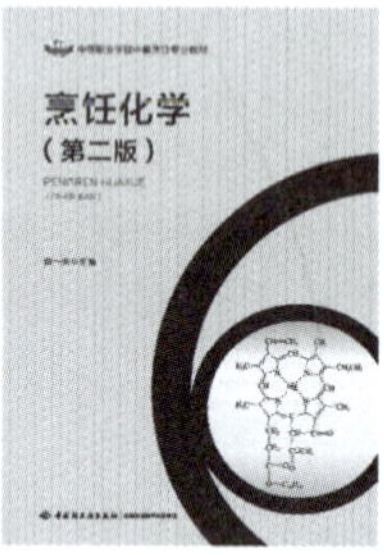

烹饪化学（第二版）
双色印刷
俞一夫　主编
页　数：168页
定　价：40.00元
ISBN：9787518434176
更多精彩内容

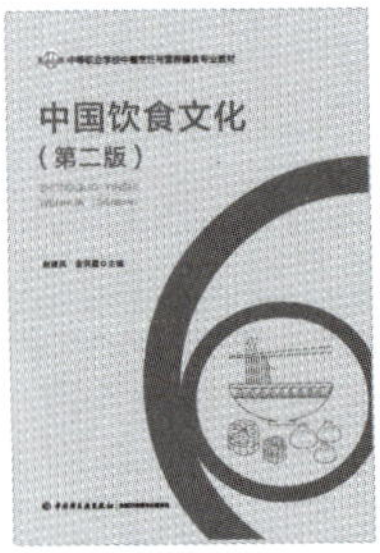

中国饮食文化（第二版）
双色印刷
赵建民　金洪霞　主编
页　数：220页
定　价：36.00元
ISBN：978751842561
更多精彩内容
教学资源：

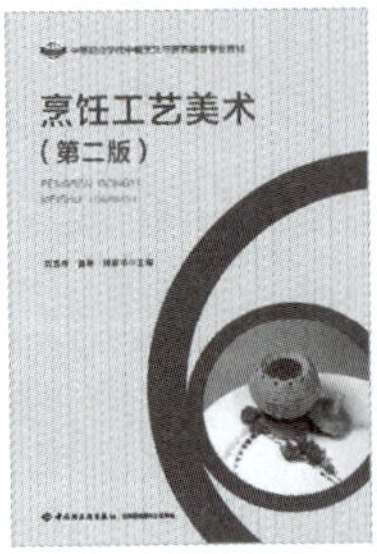

烹饪工艺美术（第二版）
彩色印刷
刘雪峰　夏玉林　滕家华　主编
页　数：128页
定　价：36.00元
ISBN：9787518426393
更多精彩内容

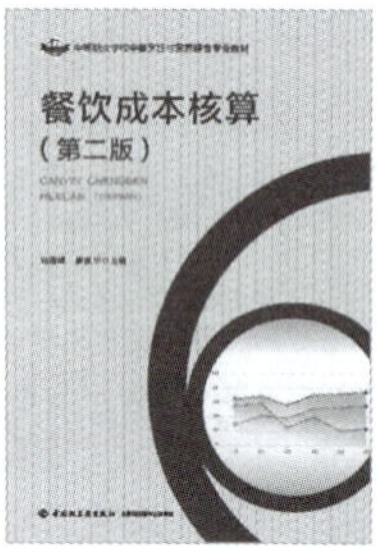

餐饮成本核算（第二版）
双色印刷
刘雪峰　滕家华　主编
页　数：208页
定　价：36.00元
ISBN：9787518426386
更多精彩内容